保育内容「表現」

からだで感じる・表す・伝える

改訂第 2 版

池田 裕恵・猪崎 弥生 編著

株式会社 杏林書院

編者

池田　裕恵　東洋英和女学院大学名誉教授

猪崎　弥生　お茶の水女子大学名誉教授

著者（執筆順）

池田　裕恵　東洋英和女学院大学名誉教授（理論編1・2）

猪崎　弥生　お茶の水女子大学名誉教授（理論編3・4）

林　　麗子　名古屋学芸大学ヒューマンケア学部子どもケア学科（理論編5・実践編2）

大橋さつき　和光大学現代人間学部人間科学科（理論編6）

岡　　千春　お茶の水女子大学文教育学部舞踊教育学コース（実践編1）

永井　正子　元大泉双葉幼稚園（実践編3）

今西ひとみ　東京経営短期大学子ども教育学科（実践編4）

山田　悠莉　岡崎女子短期大学幼児教育学科（実践編5）

安藤　正樹　尚絅学院大学子ども学類（実践編6）

白澤　　舞　長野県立大学健康発達学部こども学科（実践編7）

笠井里津子　日本体育大学児童スポーツ教育学科（実践編8）

改訂まえがき

1956年に「幼稚園教育要領」，1965年に「保育所保育指針」が公刊されてからのち数度にわたる改訂(改定)が重ねられ,今回は,「幼保連携型認定こども園教育・保育要領」も合わせて同時に2017年3月に改訂され，翌年から施行されている.

今回の改訂では，幼児期の教育のねらいおよび内容を，幼児期の施設共通の規定とし，さらなる整合性が図られ一体化され，5領域に「ねらい」「内容」「内容の取扱い」が記載されたことにより各施設における保育の内容が同等のものであることが明確になった.

われわれ「保育の内容」に関心を持つものにとっては，乳児，1歳以上3歳未満児の保育の内容が，3歳以上児とは別に項目を設けて記載されたのは有り難い.これにより，以前，領域についてはすべての年齢を通じた共通の記載となっていたために3歳未満児の保育の内容が3歳以上児に比べて読み取りにくく，覚束無い感じが拭えなかったが，乳児期から幼児期そして児童期へと子どもの発達の連続性を視野に入れた保育を進める拠り所を得られた思いを持つ.

そこで初版本を改訂するにあたっては，第1に，要領，指針等の改訂の主旨と内容を踏まえ，実践例に1歳以上3歳未満児を念頭においた加筆修正を行った.第2に，授業や研修で学生の皆さんや保育者の方々と初版本を用いて学習した折りに気付いた箇所を，編者と執筆者間で討論し改善を図った.

「生きることそのものが自己表現」という岡本夏木（「幼児期」岩波新書，pp122－133，2005）は，表現を「子どもの生き方や個性がもっとも反映するのは，彼らの認知活動の中よりも，表現活動の中でしょう」「認知した世界を外在化させるだけでなく，表現することによって認知の仕方が変容してゆく」と意味づける.「積極的な表現活動が子どもの内的変容を促し，さらには個性を形成する原動力になってゆく」とともに「充実感や喜びの原型を表現活動の中で子どもが身につけることが,機械化され無機質化されてゆく方向にのみ走りやすい社会の中で,ますます求められると思います.」には瞠目する.

岡本はそこに，いま幼児教育で語られる「非認知能力」，「社会情動的スキル」という語こそ用いていないが，今日の状況を予見していたのではないだろうか.深く味わい，子どもの内なるもの，その表現を受けとめ，子どもが安心して自分自身を表現し自己を発揮していける指導を目指したいものです.

2019年2月

編者　**池田 裕恵**
猪崎 弥生

初版まえがき

子どもの身体表現には生き生きとしたみずみずしさが溢れている．そして，表現するからだには透明でうそ偽りのない心が反映されている．

子どもは大人と違って十分な言葉を持たない．しかし，からだの感覚や運動による生々しい体験を通して外界を取り込み，またからだを通して外界に働きかけていく．自分の思いや内なる世界をからだで表している．大人はその表現を手がかりにして子どもの世界を理解する．子どもにとっては自分の表現を理解してくれる人があると安心して自分自身を表現でき，いろいろな場面で自己を発揮するようになるだろう．そうして子どもは次の段階へと歩みを進めることができるようになる．

幼稚園教育要領および保育所保育指針の感性と表現に関する領域「表現」では，子どもに育つことが期待される「ねらい」として，①いろいろなものの美しさなどに対する豊かな感性をもつ，②感じたことや考えたことを自分なりに表現して楽しむ，③生活の中でイメージを豊かにし，様々な表現を楽しむ，と示されている．これらのねらいを達成するために保育者は何をどう援助・指導するのが望ましいのだろうか．

本書は全体を理論編と実践編に分け，類似の他書に比較して理論編の割合を多くとった．なぜならば，理論は実践の拠りどころとなるものであり，理論的枠組みを持つことによって広く深い発展性のある実践を生みだすことができると考えるからである．

理論編では，まず，遊びや生活の中で見られる子どもの表現の見方，考え方および表現活動の発達過程，それから身体表現にかかわるからだの見方，考え方および表現する子どもと受けとめる大人との関係等について学び，次に幼稚園教育要領および保育所保育指針に示されている領域「表現」の「ねらいと内容」および「内容の取扱い」の理解，そして特別な配慮を必要とする子どもへの指導について学べるようにした．

実践編では，領域「表現」の「ねらいと内容」を踏まえ，かつ，理論編で学習した事柄を内包したねらいと内容そしてそれを指導に展開する実践例を構成・列挙した．実践例の記述に当たって，理論的背景の解説がなされているのはそのためである．学習を一層深めてもらうために理論編と実践編の関連がわかるように本文欄外に参照してほしいページを記載してあるので活用いただきたい．

執筆にあたっては保育学・発達心理学・表現論・身体論等の知見を取り入れ，保育内容・方法の学習が進められるように意図した．特に実践編については，これまで自身が身体表現活動で踊ることと合わせて指導することを行い，現在，保育者養成に携わっているものが執筆している．現場ですでに保育にあたっている保育者にとっても，実践に役立つ理論書ともなることを期待するものである．

2016 年 2 月

編者　**池田 裕恵**
猪崎 弥生

目　次

理論編 1　子どもの表現

理論編 2　子どもの表現行動と精神発達

理論編 3　子どものからだと表現

理論編 4　保育者のからだと表現

理論編 5　幼稚園教育要領，保育所保育指針，幼保連携型認定こども園教育・保育要領における領域「表現」

理論編 6　気になる子どもへの関わり

実践編 1　経験を豊かにする

実践編 2　表出することを楽しむ

実践編 3　感動したことを伝え合う

実践編 4　模倣性を経験する

実践編 5　想像力を養う

実践編 6　価値受容的表現を経験する

実践編 7　創造性を豊かにする

実践編 8　表現を見せ合う・見てもらう

理論編

1　子どもの表現

　表現活動とは，内的な感情や思いを見える形として外に絵や音楽や言葉などを用いて表す活動を言う.

　子どもは，大人のような表現の技法や様式を用いて表現することはできないが，自分の感じたこと，心動かされたこと，心の中に思い描いていること，考えていることを，子どもなりの方法で外に表しているに違いない.

　子どもにとっては，何かを表したい，伝えたいという思いがあること，伝えるための工夫をすることに意味があり，保育者にとっては，子どもが「この人に伝えたい」という対象になること，そして，その思いを受けとめて子どもを理解し育てるところに役割がある.

　そこで，本章では子どもが生活や遊びの中で自分の内なるものを表している行為や活動の場面を取り上げて，子どもの表現を見る目，育てる心を養う.

1．感じる子ども達

☆1：(実践編1，p64参照)

1) 見て，聞いて，触って，感じる☆1

子ども達の周りはいろいろなモノであふれている．それらを見て，聞いて，触って，子ども達は様々なことを感じる．

窓際に置かれたベビーチェアで，風に揺れるカーテンをじっと見続ける赤ちゃん．気持ちのよい風の中でまどろむこともすれば，さーっと吹きぬける風に驚きの表情を見せる．

水遊びでは，冷たい水，温かい水，バケツにためた水，水道の蛇口やじょうろから流れ出る水の感触．砂場遊びでは，さらさらの砂，水分を含んだ砂，お団子をつくってもすぐ壊れる砂，しっかり形を保ってくれる砂．性質の違いを感じたよ，と言わんばかりの表情をそばにいる保育者に送る．保育者から，冷たかったね，温かかったね，さらさらしているね，お山ができたね，などの言葉を返してもらって，また，水や砂を触り，感触を手や足で受けとめている．

2) 驚く－怖がる－楽しむ

窓の外は雨．時折ピカピカっと光る．何事かとぴくっとして子ども達は動きを止める．

ガラガラッ，ドーンと大きな音がした．真黒な雲の中に見える稲光とそこから聞こえてくる稲妻や落雷の音．光や音と同時に子ども達は保育者のところに走り寄る．しがみつく．保育者に「怖かったねぇ」「びっくりしたねぇ」と抱っこしてもらう．

そこにまた光る，鳴る，その繰り返し．受けとめてもらえて，友だちと一緒だと，光や音にびっくりはするけれど嬉しくなって今か今かと待ち構え，大した大きさの音でもないのに動作を繰り返し，雨がやんでも窓から空を見上げ，ときどき保育者のところにキャーキャー言いながら走り寄る．最後はみんな笑顔になる．

3) いつもと違う何かを感じる

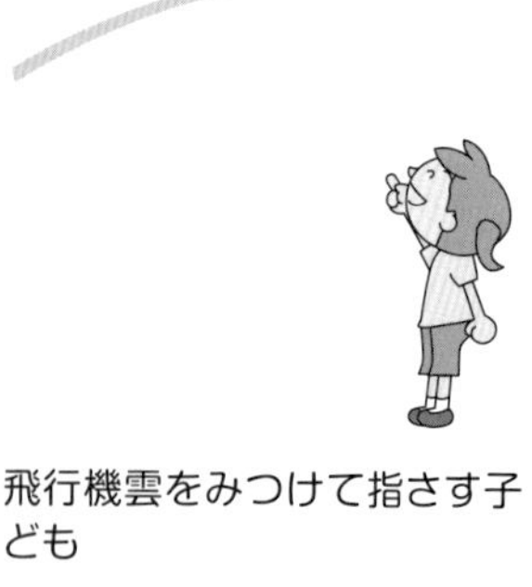
飛行機雲をみつけて指さす子ども

園庭で砂遊びをしていた子ども達の中に，立ちあがってスコップを持ったまま，ずーっと空を見上げている子がいた．子どもの視線の先には何があるのだろう．飛行機雲が見える．真っ青な空の中に一筋の白い雲がどんどん長く延びていっている．いつも見る青い空とは違う空．いつも見る雲とは違う雲．見慣れた景色と違う景色に気づいてじーっと見ているのだろう．自分の発見したことを全身で表している．それに気づいた保育者と目を合わせ，空を指差した．

4) 歌のリズムに乗って

散歩の帰り途，子ども達が命名したすすきの中の「**トトロの道**☆2」を「あるこう」と歌いながら歩いている．疲れて半べそになっている子どもも，歌いながら歩いていくうちに泣き顔が影をひそめる．歩く動作に歌が加わって，気がつけばからだの動きが変化している．からだの動きの変化につれて，心の状態も変化し，心の状態の変化に伴ってからだの動きも歌う声も変化している．歌いながら歩いているうちに，気持ちが変化し，からだから表現されるものも変わってくる．そのような循環の中で，動きや声，そして表情の表現が連鎖しているように表れる．

☆2：「となりのトトロ」主題歌「さんぽ」(中川李枝子作詞：久石譲作曲)
歩こう歩こう わたしは元気/歩くの大好き どんどん行(い)こう/坂道 トンネル 草っぱら/いっぽん橋に でこぼこ砂利道/くもの巣くぐって 下り道

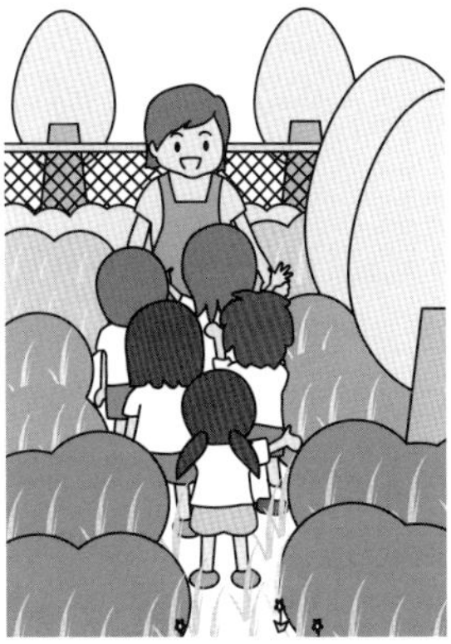

「トトロの道」散歩
(実践編8，p156参照)

2．感動する子ども，高揚する子ども

子どもは嬉しいことや楽しいことがあると，笑ったり，飛び跳ねたり，手をたたいたり，抱きついたり，表情や声，動作など，からだ全体で表現しようとする．実に率直である．また，さっき笑っていたかと思うと泣きだす，泣いていたかと思うとにこにこ笑っている，というように表情や表現は実に変幻自在である．

1) 興奮や感動を全身で表す

見渡す限り花いっぱいの公園，雪が降った朝の銀世界，突然ひらけた景色，夕焼けに声もなく見とれる．ややあって我に返る，そして，その美しさや驚きをそばにいる養育者に，表情で，声で，指差しで，言葉で伝える．

海を前にした3歳の子ども達．「うみだぁー」と言いながら波打ち際までの傾斜面を走り出した．大人が「危ないよ」と言っても止まらないで走っていく．

このように歓声をあげて走り出す子もいれば，意外な風景を前にして反対に立ちすくんでしまう子どももいる．感動の表し方は子どもの年齢や性格などによって異なる．一様ではない．感動する対象も子どもによって異なる．それまでの経験の違いが影響し，画一的ではない．また子どもの表現の仕方や内容も大人が期待する反応ばかりではない．大きな声や動きをしないから感動していないというわけではない．

2) 嬉しくて小躍りする

近くの河原まで新幹線を見るためにでかけた子ども達．今か今かと期待を膨らまして待つ．凄いスピードで走る新幹線が橋を渡ってくる．目の前を新幹線が通り過ぎるその時はからだは硬直しているが，ややあってその場でぴょんぴょん跳び上がる．友だちや保育者と顔を見合わせる．友だちと一緒に跳び上がっている．何度見ても，いつ見ても引き寄せられて見ている．

大人なら嬉しさや喜びは顔や声に表れるか言葉に変わるかの程度だろう．表れる場所も一定あるいは限定されているのが普通である．しかし子どもの場合，表現がまだ一定の部位に限らず，いろいろな部位に表れる．友定が言うように「心の動きがからだ全体の動きとして表現される．嬉しさや喜びが「小躍り」「かける」☆3 体の動きとして出てしまう」☆4 のだろう．

☆3：「小躍りしながらかけてゆく」というのは幼児の典型的な行動様式である（本田，1980，pp50−52）．

☆4：（友定，1993，p69）

落ち葉の上を歩きながらかさかさという音を聞く．その音を聞きたくて，吹き溜まりに落ち葉の山を見つけては駆けていく．風に舞いながら落ちてくる葉を眺めながら子ども達もくるくると舞う．心の高揚感がからだの高揚として表れるのである．

3）意欲がからだに表れる

保育者が斜面の上からボールを転がした．最初ボールを見ていた子どもが自分でも転がし始めた．そして間もなくボールと一緒に駆け降りたかと思うと，よじ登ってきてボールのように斜面を自分も転がった．見て，やって，動いて，そして快感を味わう．友だちと一緒だと動きや快感は増幅する．内なる気持ちを大いに外に表現している様子をそこに見ることができる．斜面を登りきった時の自信に満ちた表情，転ばないで下までくだることができた時の安堵感あふれる表情，もう一回やってみようと意気込む時の上半身にあふれる力などが全身から表れている．ここでも言葉がまだ十分に使えない子どもは，喜びをはじめとする感動や意欲・関心が顔の表情や声，からだの姿勢や動きを通して表れている．

4）勝って嬉しい，負けて悔しい「はないちもんめ」

遊びのはじまりでは，まだ勝った負けたで興奮していない．手をつないで横一列になって前進後退の動きを足並みを揃えてしている．が，負けが続いて仲間の人数が減ってくると，たかがジャンケン遊びだが真剣になってくる．「はないちもんめ」の「め」で足を蹴り上げる動作に悔しさが表れる．反対に勝てば前進の勢いや動作に勝ち誇った様子が表れる．つないだ手，歌う声，身ぶりにも思いがこもり表現は段々にエスカレートしてくる．見ているものは迫力さえ感じる．

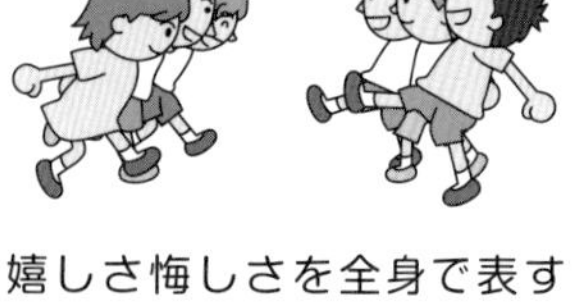

嬉しさ悔しさを全身で表す「はないちもんめ」

3．周囲の事物や人に心動かす子ども達

子どもが出会う美しいものや心を動かす出来事には，絵画や音楽のような完成された芸術作品，あるいは自然のような偉大なもの・崇高なもの・美しいものだけでもない．生活の中で出会う人やもの，遊び，絵本など様々なものがある．

1）欠席した仲間のことを想像する

その保育園では朝の集まりで，欠席している仲間について保育者が話題にする．「きょうは○○ちゃんはお休みです．ママがお仕事お休みなのでお家で過ごしています」にはほっとした表情をするが，「△△ちゃんは体にブツブツが出たのでお医者さんに行くのでお休みです」．それまでテーブルの上に手をおいて指を動かしたりテーブルをたたいたりしていた子どもの手が止まる．肩を落とし背中も丸くしたまま，友だち同士で黙って目を合わす子もいる．△△ちゃんの様子を想像しているのだろう．「治って保育園に来たらまた一緒に遊ぼうね」の言葉に我に返る．

2歳児クラスの子ども達でもその場にいない仲間の状況や心の内を察することができるようになっており，保育者の話を静かに受けとめ，想いをしっかりとからだで表現している．

2）「せんせい，おはよう」の挨拶

子どもの表現の特徴を挨拶の仕方にも見ることができる．保育園に登園してきた□□くん．保育者の背中を，ちょんちょんとたたいた．すると，振り返った保育者は子どもに向かって「ちゃんと手をそろえて先生の目をみて『おはようございます』っていうのでしょ」とやり直させた．

その保育者はまじめで一生懸命なのかもしれない．挨拶は礼儀の基本だからと作法を正しく形式に従ってできるように指導しようとしているのかもしれない．形式を優先することによって心情が伴うという考えなのかもしれない．でも子どもの挨拶の仕方はいろいろだろう．保育者に体当たりをする子もいるだろう．「背中ちょんちょん」は，その子のその時のひとつの表現の仕方である．「せんせい，ぼく，きたよ」と知らせるこの表現も認めてあげたいもの．

3）複雑な気持ちもわかる

「ぐるんぱのようちえん」☆5 という絵本がある．

3歳児クラスの子ども達は何度も読んでもらっている．ページをめくるたびに繰り返し繰り返し「しょんぼり，しょんぼり」という言葉が出

☆5：「ぐるんぱのようちえん」西内ミナミ作，堀内誠一絵（1966）ぐるんぱのようちえん．福音館書店．

てくる．普通，このような複雑な感情の理解はできないだろうと思われる子ども達だが，この言葉の意味をわかっているのかと思われるような表情やしぐさを認めることができる．ある時，一人のひょうきんな子が「がっくり」と言って大げさに頭を垂れて見せたが，同調する子はなく，しーんとしたことがあった．多くの子ども達が「そうではない」という気持ちを持ったのだろう．微妙な違いまでもわかっていると思える．それは何度も読んでもらうことにより，登場人物（ここでは大きなぞうのぐるんぱ）に自分を同一視し，また自分の経験を重ね合わせ，登場人物の心の理解が進んできたからなのだろう．

「しょんぼり」の意味を自分の言葉で周りの人に説明することはまだできないが，だからといって意味がわからないと決めつけるのではなく，文脈全体から何かわかってきている，と表情や表現を大人が受けとめて共に「しょんぼり」を感じたいものである．

4．模倣する，想像する子ども達

1）園庭で泳ぐこいのぼり

ポールに掲げられたこいのぼりが勢いよくはためいている．乳児組の子ども達は，後方にひっくり返るのではないかと心配なほどそりかえるようにして見上げている．見たこともないほど大きな布が風に吹かれてはためく．ぱたぱたと音も伴う．こいのぼりは日陰もつくる．影が動くので怖がる子も最初はいるが，鯉の動きと影の動きを見ながらあっち行きこっち行き，ぶつかりそうになりながら動きまわっている．

風のない日，吹き流しもおとうさん鯉もおかあさん鯉も子どもの鯉も重なって，だらーんとぶらさがっていると，3・4歳児たちはその様子のだらしなさが面白いのか，何人もでからだをくっつけてそのまねをしていた．見たままを，そして，鯉になったつもりで，脱力してけだるさを表しているのだろう．

2）しゃぼんだまのように…

保育者がストローから吹き出すしゃぼんだまが勢いに乗って宙を舞う．何とか捕まえようと追いかける，手を伸ばす，手のひらで受けとめようとする，そおっとそおっと取ろうとする子ども．こんなことを繰り返している内に，しゃぼんだまの液がなくなってしまった．その内誰からともなく広場を走り始めた．くるくる，ふわふわ，しゃぼんだまになって空を飛んでいる気分なのだろう．園のベランダで遊んでいた時には見られなかった動きである．広場で存分にしゃぼんだまを追いかけて遊んだからだろう．しゃぼんだまの動きもよくみていたからだろう．しゃぼんだまになった子ども達が公園いっぱいにひろがった．

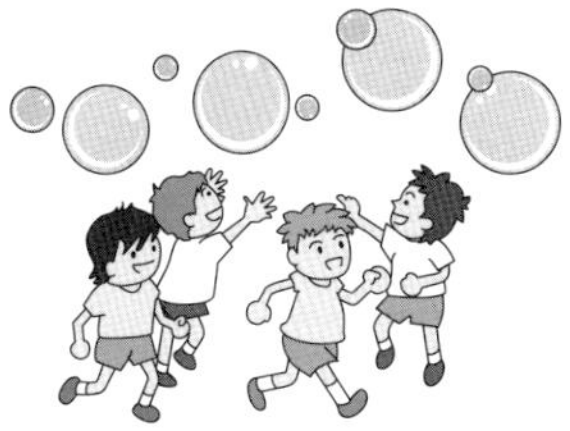

しゃぼんだまのように，動く

3）「ぼく，今なにかいてるか」☆6

園庭の地面に線を引いていた3歳のK君が「これ，なににみえる？」と保育士に話しかけている．Kくんは電車が好きだ．それで保育者は「せんろ？せんろでしょ」と言ったが「ちがう」という．それで思いつくものを「木，2本の木」「川」いろいろ言ってみるが，どれも「ちがう」と言う．

正解は「みぞ」．言われてみればそのように見える．散歩に行った時に飛び越えたのが余程印象的だったのだろう．その子どもの表現技術が幼いために，また子どもが大人のような表現形式を備えていないために，当てることができなかったのだが，子どものその時のすべての精神的な働きが表れた表現である．

粘土を用いて遊んでいる時にも，何を作っているのか周囲の大人にはわからない時がよくある．「これなあに，何を作っているの」と訊いて子どもが応えてくれてもよくわからないことがある．子どもにとっても答えられない時がある．

津守は，「ことばではうまく表現できないからこそ，子どもは描画や造形によって表現するのである．その線の性質と子どもの全体の状況から，おとなが読みとり，何をえがいたのかを解釈していくよりほかない」☆7と言う．無理に答えさせようとしないで子どもの描く様子をそっと見るという見方も大切である．

☆6：（p11，「5）見てすぐわかる表現だけではない」参照）

☆7：（津守，1987，pp40–41）

4）ジャングルジムにできた「クモの巣」

5歳の子ども達がジャングルジムで，縄を横に，縦に，斜めに張りめぐらしている．その隣の鉄棒にも結んでいる．

散歩で見てきたクモの巣を，最初はジャングルジムをそのまま「クモの巣」にして，その中をわざと難しそうに移動したり，巣にからまったようにじっとしたりしていたが，それだけでは飽き足らなくなったとみえて縄跳びの縄を持ってきて張りめぐらし，クモと虫になって遊んでいる．

見てきたものを別のものを用いて再現する，そして，再現はより精巧精緻な表現作品となり，子ども達は自分たちがつくったもので遊ぶことをしている．

遊びや生活を通して，心の中に豊かなイメージが蓄積され，それらを何かの形にする経験をすると，いろいろなものを思い浮かべる想像力は広がりと深まりを持ち，やがてそれらを組み合わせて新しい物を作り出す力へとつながっていくのだろう．

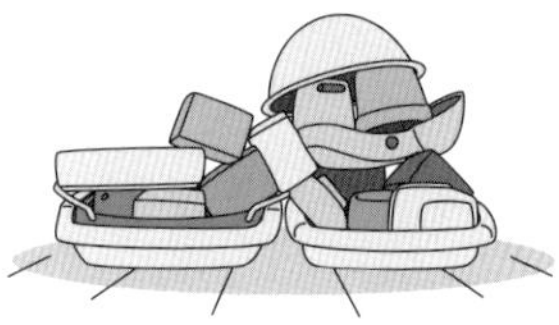

砂場道具で造ったオブジェ

5．創造的に表現する子ども達

1）砂場道具で造ったオブジェ

H君は4歳になったばかり．「ちょっときてぇ」と手を引っ張られて砂場の横に置いてあるベンチのところに行くと，そこには砂場道具で造られたオブジェ風の造形ものがある．いつも大人しく，言われたことや教えられたことはきちんとする静かな子どもなので，手のかからない子，活発でない子という風に見がちだったが，その時目の前にあったものは，そんなその子が造ったものとは思えない色，形，構成，目を疑うような造形作品である．

そういえば一人で黙々と砂場の横で遊んでいた．何を造ったのか滑らかな説明はできないが，「ここをね，こうしたの」「ここはね，こうなの」と訥々と話してくれる．その子どもの表象力，想像力，そしてすべての表現意図，技法，技能が集約されているのを目の当たりにした．

見過ごしてしまっていた子どもに改めて目を向けることや，周囲のものがどのような応答をするかが重要であることと同時に，どのようなものが子どもの周りにあるか，利用できる素材があるかないか，それによって子どもがいかに多様な見立てやイメージの組み合わせを創りだすのかに気づかされた．また，その時の素材は本物である必要はなく，本物でないもの，素朴なもの，自然のものの方がかえって子どもの想像を引き出し創造力をかきたてるようである☆8．

☆8：（幼稚園教育要領解説，p239；保育所保育指針解説，p273）

2）みんなで考え工夫したお店屋さん

5歳児クラスの毎年恒例のお店屋さんごっこ．ある年のお店には回転すし屋が登場した．子ども達から出たアイディアだそうである．どうやって回転させるのだろうか．

子どものこのお店屋さんではテーブルが動く．丸テーブルに着いたお客さんとお客さんの間に座った子ども達がテーブルを左から右へ反時計回りに一斉に回すのである．食べるお客さんは落ち着かないだろうと思うがそうでもないらしい．

親に連れられていったお寿司屋さんで見て知ったことを子ども達同士で話し合ってお店を作りあげていく．回転させるための知恵も，寿司ネタの種類も皆で出しあったという．遊びを面白くするために，子ども達があれがいい，これがいい，ああでもない，こうでもないと，素材を身の周りから探しだし，色や形の組み合わせを考えたり，言葉でのやりとりもしながら，思いを表したり伝えたりしあってできたお店．お客さんの反応もみながら工夫が加えられていく．お店屋さんごっこは表現的活動からみても最高度に発展した総合的有機的な遊びである．

3）自分たちで表現した世界で遊ぶ

保育室の中を横切ろうとしたら部屋の向こうから「通っちゃダメー，そこーっ」と大きな声で制された．何が起こったのかと驚いて立ち止まったら，近くにいた子どもが，「そこは川なの．飛び越えなきゃ，だめなの」と教えてくれた．

著者の足元にはロープが2本ならべて置いてある．これが「川」らしい．周囲には箱積み木も置かれており，釣りをする人の椅子だという．細長い積み木もある．聞けばこれはボートだという．縮尺がまったく違うので面食らう．けれども2本の縄を跳び越すようにまたいで通ったら，それでいいのだと言わんばかりの表情や安心した表情を送ってくれた．7～8人の子ども達が縄や積み木，棒を寄せ集めて，保育室全部を自分たちの世界にして遊んでいたのである．大人が不用意に入れない子どもの表現の世界がそこにはあった．

6．子どもの表現は大人の表現とどう違うか

1）からだを動かして表す，それ自体を楽しむ

園庭の地面に棒で線を引く子どもがいる．直線もあれば曲線も，小さな丸や大きな丸も，長いくにゃくにゃの線もある．子どもは一心不乱に線をかいており，声をかけられても上の空．時々手を止めて振り返って見る子もいる．からだを動かしていること自体が楽しくてたまらないように見える．

積み木を手に取っては次々と積みあげていた子ども．高く積み上がったのを見た母親が「すごく高く積めたね．とっておいてパパにみてもらいましょうね」と言ったらその途端，子どもはあっという間に壊してしまった．子どもにとってはパパにほめてもらうために積んでいるのではない．積み上げること自体が目的なのである．

2）心のままを直接的に表す

ことに幼い頃は，喜び，悲しみ，驚き，恐れ，怒りなどに代表される情緒・情動を揺り動かされた状態そのままに表す．喜びや満足感などの快感情を，笑ったり歓声をあげたり，跳び跳ねたりして表し，いやなこ

とや不快なことには，泣く，わめく，時には一見乱暴に見える行為でその時の自分の情緒や感情を表すなど，子どもの自己表現はきわめて直接的で素朴な形で行われることが多い．

岡本は幼児の絵を例にあげ，「幼児の絵がおとなの絵に比べて写実的には不均衡なのに，はるかに生命力や力感，個性に溢れている」のは子どものイメージや概念が大人のそれらに比べて，「行動に根ざし，情動・感情に強く彩られている」☆9 からだという．

☆9：（岡本，2005，p142）

3）見せるための表現ではない

ままごと遊びで子どもがお母さんの「ふり」の動きがあまりにもそれらしく上手にしていたので，大人が「じょうず！もう一回やってみせて」と言っても子どもは恥ずかしがってやってくれない．このような場面に遭遇した人も多いことだろう．これについて西村も「それまでの自在な振りも，とたんに硬直してしまう」☆10 と評し，遊びと芸術の違いに触れて，俳優は舞台で演ずるために芸術的な形式で表現するのであるが，子どもは役に没頭して自在な振りで遊んでいる．これが遊びだという．

☆10：（西村，1989，p234）

津守は大人と子どもとの比較について「言葉を持たない点で，子どもは大人の精神世界と違い」「身体の感覚で生々しく体験されているからだろう．おとなはそれを言葉に置き換えてしまうから観念的になる」☆11 という．だから大人は子どもの表現の出来不出来が気になるのだろう．

☆11：（津守，1997，p21）

4）一人ひとり違う表現の仕方

朝の出欠点呼時の様子を見ていると，手の挙げ方が子どもによって違う．「はい」と言って思い切り手を上げる子，小さな声で返事をする子，もじもじ上げる子，さっと挙げてさっと引っ込める子などなど十人十色である．保育者にしっかりと伝えたい意志の表れもあれば，人に見られる恥ずかしさ，照れくささもあるのだろう．返答と共に手を挙げる動作の仕方は最初に教えてはあるが，出てくる表現の仕方は十人十色である．友定はこのような場面を捉えて「表現にその子どものすべて（全人格性）が関わっている」☆12 とみる．

☆12：（友定，1993，pp169–170）

運動会のダンスや発表会の演技においてもそれは見られる．「振り付け」を忠実にできる子がいる一方，どうしてもその振り付けができない子，したくない子もいる．自分の得意な動きやポーズを思いっきり見せる子どももいる．そこには，「できる・できない」と評することを寄せ付けない一人ひとりの子どもの表現が見られる．

5) 見てすぐわかる表現だけではない

保育者が子どもに「なに描いているの？」と問いかけても子どもの言葉が返ってこない時がある．逆に子どもから「これ，なにに見える？」と訊かれて，答えたいと思うけれどもすぐには答えられないこともしばしばある☆13．

☆13：(p7，「3)「ぼく，今なにかいてるか」」参照)

子どもの表現する内容が周囲のものにはわかりにくく，また，描いている，あるいは作っている本人自身もよくわかっていないという場合もあれば，子どもの内的世界や子どもの抱いているイメージを大人が理解できていないことによる場合もある．前者の場合，保育者や大人の推察や手助けによって徐々に子どもが自分の表現していることがわかってくることがある．後者の場合，保育者の子どもへの理解が深まることにより解けてくることが期待される．いずれの場合も，子どもが自分の気持ちを表したり他者に伝えたりすることの満足感が得られるよう保育者や大人が子どもの表現を共感を持って受け入れることが望まれる．

6) 表している内に自分で表現の意図がわかってくる

例えばブロック遊びを想起するとわかりやすい．ただブロックをつないでいる，何を作ろうとしているのか傍目にはよくわからない．黙々と作っている子ども，時々テーブルの上のピースに目をやっている．しばらく観察していると，ブロックをばらしたり付け加えたりもしている．最初から心の中にはっきりしたイメージを持って表現活動に着手しているのではなく，行きつ戻りつしながら自分の作りたいものがわかってきて，それに合うよう形作っていっているようである．子どもの表現は最初から意図を持って完成形に向かって進んでいるわけではなく，作っていくにつれて自分の表現したいことがわかってくるというものが多い．

大人の表現は端的に言えば，言葉，絵，歌，からだという単独の方法でなされるが，子どもの表現はそれらを混ぜた未分化な方法でなされることが多い．子どもの外界の認知の仕方は未熟であるし，表現の仕方も大人のように形式化，様式化されていない素朴なものである．自分の感じたこと，感動したこと，心動かされたこと，経験したことなどを，自分が持ち合わせている声，表情，手足，身体の運動，言葉，歌などすべてのレパートリーを用いて，表現しようとしている．だからそれに接する大人，それを受けとめる大人は心動かされるのだろう．

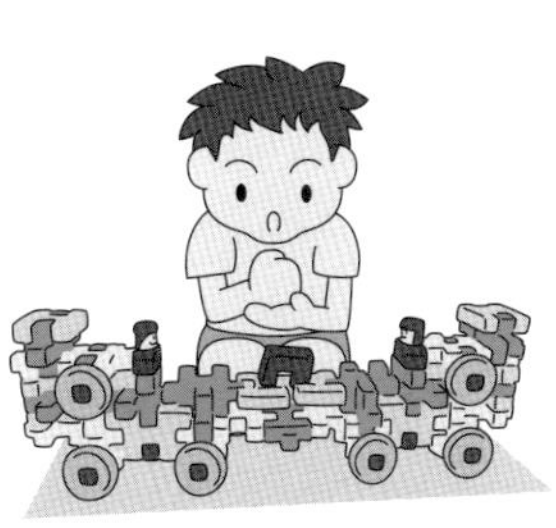

作っているうちに作りたかったものがはっきりしてきた

☆14：(理論編5，p45参照)

コラム 不思議さに感嘆する感性☆14

われわれは感性とか感覚ということを知性の対極に置き軽んじてきたきらいがないだろうか．

「沈黙の春」を著わして，早くから環境問題に警鐘を鳴らしたレイチェル・カーソン (Rachel L. Carson) は，「センス・オブ・ワンダー」の中で，「子どもにとっても子どもを教育している親にとっても『知る』ことは『感じる』ことの半分も重要ではないと固く信じています」(カーソン，1991，p23) と感じることの重要さを言う．そしてそれは大人にとっても意味のあることだと強調する．

なぜなら，私たち大人は「大人になる前に澄みきった洞察力や，美しいもの，畏敬すべきものへの直観力をにぶらせ，ある時はまったく失っている」のに対して，「子ども達の世界は，いつも生き生きとして新鮮で美しく，驚きと感激にみちあふれている」と子どもの感性の新鮮さに気づかせてくれる．こうして大人が失った感性が呼び戻され，子どもの傍らにいて感動を分かち合うことができれば，子どもの感動は深まり，それら対象について，もっと知りたいと思うようになるだろうから．

子どもが驚き，喜び，感嘆して発する表情や声を，聞き流したり，見逃したり，先を急いだりしないで，子どもと共に感じていくようにしたい．

文　献

カーソン RL 著，上遠恵子訳 (1991) センス・オブ・ワンダー．佑学社．
本田和子 (1980) 子ども達のいる宇宙．三省堂．
厚生労働省 (2018) 保育所保育指針解説．フレーベル館．
文部科学省 (2018) 幼稚園教育要領解説．フレーベル館．
西村清和 (1989) 遊びの現象学．勁草書房．
岡本夏木 (2005) 幼児期．岩波新書，岩波書店．
友定啓子 (1993) 幼児の笑いと発達．勁草書房．
津守　真 (1987) 子どもの世界をどうみるか．日本放送出版協会．
津守　真 (1997) 保育者の地平．ミネルヴァ書房．

理論編 2

子どもの表現行動と精神発達

表現とは自己の内なるものをなんらかの働きを媒介として外へ表すことである.

外への表し方は成長と共に変容が見られる. それは, 単にからだや運動技能, また表現の技法や技術の発達によるところのものだけでなく, 子どもの認知機能や人間関係の発達に負うところのものがある. また表現の発達によって認知機能や人間関係, パーソナリティの発達がなされるという関係にもある.

理論編 1 では, 子どもが表現する様子を子どもの心情に沿って例示し, 子どもがいかに様々な場面, 次元, 水準で内面を表現しているかを認識した. 本章では子どもの表現の発達について, 認知機能や人間関係の発達との関連から理解し, 子どもの表現指導のねらいや方法 (ポイントとなる理論的根拠を得る) の一助にしたい.

1．表出～無意識的な表現～

幼い生物としての子どもはエネルギーに溢れている．声を出したり，ちょろちょろ動いたり，ひと時もじっとしていない．泣いたり笑ったり表情もくるくると変わる．「いま泣いたカラスがもう笑う」と言われるように，子どもの感情はとかく変わりやすい．表し方もストレートである．この中には，大人がある目的を持って意識的に行う表現行為とは異なる無自覚に表れる表現行為があり，「表出」と言われるものが含まれている．

☆1：（実践編2，pp76-77参照）

1）五感を通して感じたことを表出する☆1

水や土の素材に触れ，水の冷たさや気持ちよさ，砂のざらざら感，泥のぬるぬるした感じを傍らにいる養育者に表情で表し伝える．枯れ葉の上を歩いてカサカサという音を聞いた子どもは，枯れ葉の山を見つけるとその上で足踏みをして音を出しては，周囲にいる保育者や友だちに知らせ，目をあわせてにっこりし，また足を動かす．人の声や語りかけ，歌声にも諸感覚を働かせて素朴に受けとめ反応する．

☆2：（保育所保育指針解説，p170）

☆3：（保育所保育指針解説，p172）

子ども達は「様々な状態の様々な素材に自らの体で直接触れ，そのものの感触などを十分に味わい，楽しむ経験を通して自らの感性や感覚を豊かにしていく」☆2と共に「様々な音や形，色などに気付」き「その心地よさを感じたり，面白さや不思議さ，美しさなどに心を動かされたりする」☆3．そのような折りに子どもの表出を受止めて共有してくれる人がいると子どもの感覚は一層磨かれていく．

2）乳児の情動や情緒の表出

そもそも子どもの表情の表出はどのような発達をたどるのだろうか．ここでは表情の中の微笑みを取り上げる．

☆4 顔の模倣が成立する条件の発達的変化：生後1カ月では誰と一緒にいるかに影響を受けないが，3カ月になると母親の膝に抱かれている時には模倣が多く表れ，7カ月では親と一緒にいる時により表れやすく，逆に未知の人がいると表れにくい．

乳児が誕生直後から微笑することはよく知られている．この時の微笑は，からだに生じた生理的な反応であり自発的微笑と言われており，社会的微笑とは区別される．生後2カ月頃になると，外からの刺激に反応して微笑む外発的微笑が見られる．この微笑を経て，生後3カ月頃になると親や養育者，周囲の人に対して微笑むようになる．微笑に社会的なもの（意味）が加わるのである．乳児は，他者に対して示した微笑が他者の微笑や話しかけといった応答を引き出すことを知り，コミュニケーションをしていく．泣きについても同様で，最初は生理的な泣きだが，加齢と共に社会的な泣きが主流を占めるようになる☆4．

3）情動や情緒を伝える表出

空腹や眠気のために乳児は泣く．最初は養育者は泣き声の意味を峻別しにくいが，生後1カ月頃になると，乳児の泣き声を聞いて空腹なのか眠気なのかその意味を感じ取ることができるようになる．それに対して，乳児は養育者の表情や対応に敏感に反応する．空腹や眠気以外の理由で泣いている場合などは，乳児が泣き方を変えたり養育者が泣きの意味を探って試行錯誤する．このような相互の表出や表現のやりとりによって情緒の伝え合いが上手になってくると共に，喜怒哀楽などの感情を伝えたり読み取ったりすることができるようになってくる．このように見てくると，喜怒哀楽の様々な表出を単なる生理的な反応の水準で捉えるのではなく，社会的な相互交渉の意味にも広げて捉えることで，子どもの表出がその後の**情動・情緒**☆5の深化やそれらの表現の仕方の発達，および他者の表出・表現の読み取りにもつながるという重要性が認識される．

4）応答してくれる養育者の表情を見て行動する子ども

いつも世話をしてくれる人がやってくる姿を見つけて両手を差し出すように上げる乳児．養育者の声を聞いて，それが背後から聞こえるものであっても他の人の声と識別して全身を上下に揺らす1歳児．嬉しさを全身で表している．抱っこしてもらって，あるいは声をかけてもらって，つまり養育者の応答を受けて子どもの喜びの感情表出は確たるものになっていく．一方，8カ月頃になると表情の読み取りもできるようになり，1歳近くになると，特定の人との結びつきが強くなり，遊ぶのも抱っこしてもらうのもこの人でなくてならないといった様子がみられる（**愛着**☆6．また10カ月を過ぎる頃からどうしたらよいかわからない困った事態で，乳児は母親をはじめとする信頼できる養育者の表情から判断して行動を決める傾向がみられる（**社会的参照**☆7）．

5）機能的快楽～動くことそれ自体が楽しい・嬉しい～

広場で棒っきれを見つけた子ども．無闇に振り回す．高い所で，低い所で，大きく，小さく振り回す．振り回している内に滑り台に当たった，音がする，また当たった，音がする．それを何度も繰り返している．地面にも当たった．おや，さっきとは違う感触と音がするぞ，と．いろいろなものをたたいて回る．近くで他の子どもも棒をみつけて，振り回したり，ものをたたいたり，地面を突くような仕草を始めた．

棒を持っていろいろな軌跡を生み出す子ども，地面をたたいて点描する子ども．棒をただ動かすことそのものが楽しくて仕方がないのである．

☆5 **情動**：喜怒哀楽などの心の動きを誘い起こし，身体的表出を伴うような一時的で急激な感情の動き．
情緒：喜び，悲しみ，驚き，恐れ，怒り等に代表されるように，主体が強く揺り動かされた状態．生理的変化を伴う．表情や行動に表出される傾向が強い．

☆6 **愛着**：特定の人との間にできる強い情愛的な結びつき．養育者との日々の相互交渉の繰り返しにより1歳近くになって見られる．

☆7 **社会的参照**：養育者と子どもとの相互交渉において顔や音声の感情表出は非常に重要な役割を演じることが示される．

この傾向は子どもが小さければ小さいほど大きい.小さな子どもの「なぐりがき」もこれである.内的な律動感を描線や点描によって表しているのである.

この機能的快楽による動きの経験を繰り返している内に子どもは面白いことに気づく.たたき方による音の違い,音のまとまり,描線の形に興味がいく.そして自分の動作とその結果の結びつきがわかり,できあがるものへの興味に導かれて動きを展開するようになる.ここに意図や目的意識の芽生えを認めることができる.

このように表出をみてくると,表出は早い時期に表れるので表現より低いレベルのものと考えられるかもしれないがそうではない.表出と表現とは厳密に区別できるものでもなく,大人でも意図せずして出てくる表現があり,案外その中にその人の真に内的なものが表れていることが多い.表出は最初に表れ,発達の初期においては表出が占める割合が多いというだけのことであり,乳幼児の保育においては,幼児の表現行為を無意図的な表出も広く表現と捉えて,その意味とその後の発達を育むことも重要なのである.

2．模　　倣

子どもが何かをできるようになるのは周囲にいる人のまねをすることによるものが多い.二足歩行にしても周りにいる人が立って歩いているからだろう.ご飯の食べ方も周囲の人のまねをして身に付けている.まねによるところが大きい.

そこで乳幼児が何か表現しているらしいと思われるものを見ていると,それが意識的であるかないかに関わらず,何かをまねしていると推測されるものが多いことに気づく.

まね,つまり模倣とは,相手の動作や表情を自分の動作や表情で同型的に反復する行動をいう.発達的には,新生児段階で観察される無意図的な原初模倣から始まり,のちに模倣しようとする意図のある意図的模倣へと展開していく.

1）原初模倣～無意図的な模倣～

最近の研究では新生児でも模倣をすることが実験的に確かめられている.例えば,覚醒して静かな状態の新生児に向かい,大人がゆっくりと何度か舌を出し入れしてみせると,初めはじっと大人の顔を見つめているが,やがて同じように自らも舌を出し始める.他にも眼の開閉や鼻しかめなど，顔の動きのまねをすることもわかっている．新生児の原初模倣は，3カ月頃には発声やからだの動き，微笑などポジティブな情緒を伴った社会的な初期模倣となってその後頻繁に現れるようになる．

2）直接模倣～意図的模倣の出現～

生後9カ月頃からまねっこのような形で意図的に模倣が行われる．相手のしぐさを視覚で捉え，それを目で見える自分のからだに移しかえてまねる．お客さんが「バイバイ」と言いながら手を振ると，同じように手を振る動作をする．お辞儀のまねを何度も繰り返す仕草も見られるようになる．年長の子どものすることや動作をその横でそのまままねることもする．

子どもが持っているものを大人が「ちょうだい」と言って受け取り，もらったものを「どうぞ」と言って子どもに渡す「ちょうだい遊び」では，大人が「ありがとう」と言いながら頭を下げる動作をするのを見て，ものを差し出す時も受け取る時も，子どもがお辞儀をする時期がある．子どもの仕草が愛らしく，大人の笑いを誘う．子どもはまだ動作の意味がよくわからないで，人にあげる時も人から貰う時も区別なく大人の動作の模倣をするということであるが，やがて動作の意味がわかってくると貰う時だけお辞儀をする．

話しが横にそれたが，1歳過ぎまでの間の模倣は，模倣するモデルが目の前にいて，それをその場で直接に模倣するので直接模倣あるいは即時模倣と呼ばれる．

NHKテレビの幼児向け番組「お母さんと一緒」の中に「**ハイ・ポーズ**」[☆8]というコーナーがあった．テレビ画面に映っている女性インストラクターの動きを子どもがまねすることを活用して，様々な動きの経験ができるように考案されたものだった[☆9]．

保育の場では保育者が子どもの前に立って「せんせいと同じっこし～ましょ！」と歌うように話しかけながら，「しょ」のところで様々なポーズを取り[☆10]，子どもがそれを見てポーズのまねをする「まねっこ遊び」などでは，いろいろな動作や身のこなしの仕方を習得させることができる．

これらのまねっこ遊びでは，子どもはまねする対象をよく観察することになる．からだのどの部位を動かしたか，上に動かしたか下に動かしたか，曲げているか伸ばしているか等々，模倣表現をすることには，よく観察すること，それを自分のからだに移し変えることなどの行為が含まれており，認知した世界を外在化させるだけでなく，模倣することによって認知の仕方が変容していくことをも期待できる．

☆8「ハイ・ポーズ」：2歳児向けに考えられたプログラム．女性インストラクターの動きは速い動きではなく，2歳でもできるヨガのようにみえる比較的ゆっくりの動き．画面ではインストラクターの傍で子どもがまねをしている．それを見て子どもがまねをしたくなると想定されている．

☆9：（白井・坂元，1987）

☆10：ポーズの例としては，バンザイ，小さくなる，頭の上に手をのせる，手を横に広げる等がある．ポーズだけでなく動き（例：ジャンプ，はいはい，回転など）をやって見せるのもある．笑った顔，怒った顔，泣いている顔といった表情のまねっこ遊びもできる．

3）延滞模倣

前述の直接模倣・即時模倣に対して，1 歳半頃から目前には存在しない人の動作や事象を再現する真の模倣といわれる延滞模倣が現れる．

母親がお化粧をしている横でお化粧のまねをするのは直接（即時）模倣であるが，母親がそこにいなくてもお化粧をするまねをするのは，延滞模倣である．

ままごとの中で父親の動作のまねが見られたり，幼稚園ごっこで保育者のくせがまねられたりすることもある．これらのほかに，テレビアニメに出てくる主人公の仕草のまねもある．アイドルに憧れている子どもがアイドルのダンスのまねをしたりすることも 2～3 歳くらいには頻繁にでてくる．

この延滞模倣が可能になるためには，いったん見聞きしたモデルのイメージを記憶として保持しておかなければならない．したがって，この種の模倣ができるようになるためには**表象**☆11 機能の発生がそこにあると考えられている．

☆11 **表象**：イメージや概念．いまここにはない対象や出来事（事物や行動）を思い浮かべることをさす．対象や出来事を経験される場から，時間的・空間的に切り離して別のものに置き換えて保持する心の働き．記憶機能の存在を前提とする．「表象作用」とは，このように実際の事物や行動について自分の頭の中でそれを描けること．

3．表象や象徴

1）見立てやふり

子どもの傍らで過ごしたことのある人なら，砂場でプリンカップに砂を入れて，保育者や友だちと「いただきます」「どうぞ」「ごちそうさま」と言いながら遊んでいる様子や，ティッシュペーパーの箱を電車に見立てて敷居の上やテーブルの縁を「がたんごとん」と言いながら動かして遊んでいる姿をみんな見たことがあるだろう．積み木をマイクに見立て歌手になったつもりで踊りながら歌を歌う子どももいる．犬や猫になりきってそれら動物の動きや鳴き声をして遊んでいる子どももいる．

何かを何かに見立てて遊ぶ様子は 1 歳半を過ぎたころから見られ始め，2 歳になるとごっこ遊びの中で頻繁に登場する．2～3 歳クラスでは見てくれる人を意識したふりの表現や，仲間と互いにやりとりをする表現もよく見られる．

2）象徴遊び

これら「見立て」や「ふり」の見られる表現活動を支える中心は象徴機能であり，またこれらの表現活動は象徴機能が最も積極的に展開される過程とも言える．

あるもの（または事象）を，他のものや自分の動作の代理（または事象）にして表現するために，後者を前者の象徴（シンボル）として使用した遊びを象徴遊びと言う. 象徴遊びの具体的な形の一つがふり遊びである. 象徴の媒体としては, 事物や動作, 身ぶり, 音声等が用いられる. このようなあるものを別のもので表す機能の象徴機能の発現は, 表象の形成と期を同じくし, その場にないものを別のもので表すことによって, それがあたかもそこにあるごとく再現できるようになる.

ジャン・ピアジェ（Piaget, Jean）によると, 象徴機能の発現にはそれに先立つ**感覚運動的段階**☆12における遊びと模倣の発達が前提となる☆13. つまり, そこにないもの, そこにいない人（A）を別の（B）で表すには, Aがどういうものなのかをその子が心の中で知っていなければならない.

例えば, 前述の例で言うとマイクを積み木で, また電車を箱で表すにはマイクや電車がどのようなものであるかを知っていることが前提である. 自分でアイドルを演ずることができるということは, アイドルとはどのような人であるかを子どもなりに知っているからできるのである. 象徴遊びは, 言葉と共に幼児期の象徴機能と表象作用の発達を代表するものであり, 重要な精神発達を示すものである.

子どもがあるものを捉えて何かほかのもので表す時, 子どもはその対象の持つ様々の諸属性の中から, どれかを取り上げてその対象を代表させている. 子どもが持つイメージは代表作用の所産であると共に, 表現の原型として働く. 例えば「象」を表現する時, 子どもはよく片腕を下に伸ばしてぶらぶらさせる. それは象を長い鼻で代表させ, それを腕で表現しているのである. ほかにも両手を左右に広げて上下させチョウチョの動きを, また消防車を「ウーカンカン」と車が走る時に鳴らす音で代表させることをして, 内側にあるイメージを, からだの動きや言葉, 音声を用いて表現しているのである.

こうして蓄積されたイメージは組み合わされて, いろいろなものを思い浮かべる想像力となり, 新しいものを作り出す力へとつながっていく.

4．想像・想像的表現

1）経験があるから想像できる

想像（イマジネーション）とは眼に見えないものを思い浮かべる能力のことであり, 見えないものを思い描く素材として経験を利用する.

子ども達の「ごっこ遊び」の様子をよく観察していると, 3歳頃から「ふり」や「つもり」の様子が変わってくることに気づく. それまでは実際によく見聞きしている動きや, 言葉を遊びの中で単純に繰り返すにことが多かったが, 出来事と出来事, 経験と経験をつないで自分なりの物語

☆12 **感覚運動的段階**：自分の感覚と運動を媒介にして外界を認知したり働きかけをしたりする段階. 生後から言語を習得する2歳くらいまでの期間の思考の仕方をさす（波多野, 1965, pp34−54）.

☆13：（波多野, 1965, pp63−64）

を創っている様子，実際に経験したことがないことを推し量ること，現実には存在しないものを心の中に想い描く様子が表れる．ここで中心的な働きをするのが「想像力」である．「自分のいくつかの経験やイメージをもとに，それらをつなぎ合わせながら一つの世界を自分で作り上げる働き」☆14 と言う．何かを想像することができるのは，それ以前に直接か間接であるかを問わず経験があるからである．また想像世界は経験が豊かなほど広がる☆15．

☆14：(岡本，2005，p143)

☆15：2歳と3歳を比較すると3歳台は語彙も豊富で，図には書かれていないものまで想像して語る．経験が豊かなほど，絵カードから読み取ったことは豊かで，絵に描かれていないものも読みとって語っているし，絵と絵を関係づけ，時間の流れで上手に語っている(内田，1990)．

2) 想像したものを互いに思い浮かべて遊ぶ

ルールが少し複雑だが，子ども達の好きな鬼遊びに「**あぶくたった煮え立った**」☆16 というのがある．鬼が「とんとんとん」と言う声に子ども達が「なんの音？」と返す．

そこで鬼は音の出るもの，音がするものをいろいろ考えて，返す．「かぜの音」「ぶらんこのゆれる音」「ドアをノックする音」．子ども達はこれら怖くない音には胸をなでおろす．やりとりを重ねるにつれ「あーよかった」の声は揃い，大げさな身ぶりを伴ってくる．その繰り返しを子ども達はどきどきしながら楽しむ．

一人奮闘する鬼もいろいろな音を考え，輪になってしゃがんでいる子どもに向かって言う．安堵させては時間を引っ張り，頃合いをみて「お，ば，け，の，おーとー」と声色を用いて怖がらせる．子ども達は雲の子をちらしたように逃げ惑う．鬼と子の駆け引きが言葉で，声で，動きで続き，絶頂にきた時，爆発するようにはち切れるのである．この間，鬼になった子も子どもになった子も皆，知っている限りの現象や事態を思い浮かべ，想像力を駆使しつつ心の状態を表している．3歳頃までの幼児期前期には見られない想像力と表現がここに表れている．

☆16 **あぶくたった煮え立った**：鬼を中心に7，8人で円を作り，「あぶくたった　にえたった　にえたかどうかどうだかたべてみよ，ムシャムシャムシャまだにえない」という歌いだしで始まる歌を歌いながらぐるぐる回る．鬼と子のやり取りを楽しむ鬼遊びの一つ．

3) 絵本の読み聞かせから想像する，そして表現へ

北欧民話「**三びきのやぎのがらがらどん**」☆17．三びきのやぎたちは山に草を食べに行こうとするが，登る途中の川にかかる橋の下にはトロルが待ちうけている．トロルは動物ともお化けとも違う得体のしれない怖そうなもの，これに子ども達は惹かれて「がらがらどんごっこ」をはじめる．風呂敷を持ってきて被る子ども，もっと大きいものがないかなーと保育者に交渉してテーブルクロスを借りる子ども．それでも思い描く怖さが表現できないと，きょろきょろ，きょろきょろ周囲を見まわして，いいもの発見．ピアノカバーだ．これなら怖いはず．中に潜り込んだ子どもはもぞもぞ動く．真っ暗でこの上なく怖いものになると確信を持つ．他の子ども達もピアノカバーの中に潜り込んでもぞもぞ，ごそごそ動き

☆17「**三びきのやぎのがらがらどん**」(ブラウンM絵，瀬田貞二訳：福音館書店，1965)：登場する三びきのやぎは名前はどれも「がらがらどん」だが，大きさが異なる．大きいヤギ，中くらいのヤギ，小さいやぎを子ども達は，声や身ぶりで演じ分ける．橋を渡る時の音の立て方も考えている．劇遊びにして楽しんだり，発表会の演目として活かすことができる(実践編8，pp152−153参照)．

出す．低い声で「橋をわたるのは，だれだぁー！」．子ども達みんなの想像と表現によって物語は最高頂に達する．

4）イメージ間の相互促進

絵本は絵と言葉からなる．それを読み聞かせしてもらう時には読み手の声も入り，絵がもたらすイメージと言葉がもたらすイメージが交叉し合う．「いくつかの種を異にするイメージや表象間に沿う語の関係づけが行われる時には，同一種のイメージの中だけで内容が展開される時よりも，イメージは豊富になり，意味も深められてゆくと言えます．両者の相互作用によって，より広く奥行きのあるイメージの世界，想像の世界が形成されていくことは確かです」☆18．友だちと一緒に読み聞かせをしてもらうと，それぞれの子どものイメージが交わされ，子どもの想像の世界は一層広がりと深まりを見せ，子どもの表現の世界もそれにつれ深化発展する☆19．

☆18：（岡本，2005，pp147−148）

☆19：ピアジェは2歳から4歳の子どもの考え方を象徴的思考と呼んだ．象徴機能の獲得によって子どもの内面的な世界は拡大する．遊びの内容も精緻さが増し深化する．

このようにみてくると幼児期は想像力の最も働く時期といえる．エリク・エリクソン（Erikson, E. Homburger）は，人格発達の点からも幼児期後期の想像に意義をみる☆20．想像力はイメージや象徴を駆使してより広い表現を実現するための原動力となる☆21．子ども達が様々な経験をし，仲間と共にイメージを豊かにふくらませて想像の世界を楽しめるよう育てていきたい．

☆20：（エリクソン，1977，p331）

☆21：（小口，1983，pp68−70）

象徴遊びは最初の内は食器を洗う「ふり」とか，犬や猫の動きの「模倣」，自動車を運転する仕草のまねをして遊んでいるが，やがて過去に起こった様子や経験を「再現」してみたり，絵に描いたり，「想像」したことを表してみたりすることもできるようになると，さらにこうあって欲しいということについても思い描くことができるし，「空想」をして楽しむこともできるようになる．仲間集団があれば言語によるイメージの共通性が大きく関与し，ますます子どもの内面的世界は一挙に大きく豊かなものに拡大されていく．ごっこ遊びは子どもの精神発達に欠かせないものであり，重要な意味を有している．

5．創造的表現

1）創造の過程

創造とは，辞書風にいえば初めて造ること，新たに造り出すことであり，そして創造的というのは，新しいものを造り出そうとする意欲や態度，行為ということになるであろう．とはいえ，まったくの無から生じるものではなく，創造が生じるためには一定の前提が必要である．

子どもは毎日が日々新しい．昨日気づかなかったことに今日気づくとか昨日できなかったことが今日はできると言っても言い過ぎではないほど，昨日より今日，今日より明日と進歩や変容を見せる．そこには昨日までの土台があって今日があり，今日までがあって明日がある．

自己実現という概念を早くに提唱したことで著名なアブラハム・マズロー（Maslow, Abraham Harold）は，心理学的健康について研究する中で，創造性は自己実現的人間のすべての人に特徴的に見られ，「歪んでいない健康な子どもの天真爛漫で普遍的な創造性と同類」「自発的で自然で人間的」☆22であると言う．そして社会的に高く評価されるものでなくとも，その人にとって，新しい価値のあるものを造り出す経験を創造と言う．造り出された結果ではなく，その造り出す経験を創造という．

ヴァン・ファンジェ（Von Fange EK）の**創造性の定義**☆23を元に創造性について多面的に研究した恩田（1967）は，創造することは既存の要素を新しく組み合わせることと定義した上で，「異質の情報やものを今までにはない仕方で結合することにより，新しい価値ある物をつくり出す過程」と解説すると共に新しいものを産出する過程に意味を置いている．

☆22：（マズロー，1987，p257）

☆23 **創造性の定義**：創造することは既存の要素をく新しく組み合わせること．創造とはこの新しい組み合わせである（ヴァン・ファンジェ，1963）．
恩田の創造性の定義；創造性とは，ある目的達成または新しい場面の問題解決に適したアイディアや新しいイメージを生み出し，あるいは社会的・文化的に，また個人的に新しい価値あるものをつくり出す能力，およびそれを基礎づける人格特性．

2）子どもの行為はすべて表現，遊びは無意識の中で行う創造的作品

では保育学の専門家は，表現・創造的表現をどのように語っているだろうか．その内の一人，子どもの「外部から観察される行動は（子どもの）内なる世界の表現である」と子どもの行為はすべて表現と見ることをわれわれに教示してくれる津守は「行動を子どもの表現として理解する」には子どもの側から見る努力をせねばならない．と述べ，「子どもは，その世界を遊びの行為に表現する」のであり，「それは子どもが無意識の中で行う創造的作品ともいえる」☆24と言う．

津守と同じように「表現」について，「子どもの内なるものを外に表す一切の行為」を指しているという岡本は，「幼児にあっては遊びそのものが，生き方の表現の姿とも言える」と言う．そしてその表現を見る際には「表現やその教育を取り上げるには，そこで「表現されたもの」を手がかりとして論じて行くのが普通です．しかし・・表現が主体に対して持つ意味は，結果的産物の中よりも，その過程の中においてこそ，まず論じられなければなりません．ことに子どもが小さければ小さいほどそう言えます」☆25と表現するものにとっての表現の意味はその過程にあることを強調する．

☆24：（津守，1997，p284）

☆25：（岡本，2005，pp125−126）

3）新しい組み合わせ（ひらめき）による創造的表現

昼食の時間，お盆にのったお皿をみていたMちゃん，突然小さいお椀の1枚を手に取って置き換え，「見てー！ミッキーマウス！」と大きな声をあげた．食べ始める時は真ん中にお皿，その右にお汁椀，左にご飯茶碗だったが，食べ進む内に左手前に置いていたご飯茶碗が邪魔になり上の方に置くことになった．その時ひらめいたらしい．右手前にあったお椀を右上に置いて，プレート皿をミッキーマウスの顔に，2つのお椀を耳にしてミッキーマウスを形造ったのである．この時のMちゃんの顔は得意満面，声も本人が驚くほど弾んでいた．素材はまったく同じものなのに，非常に簡単な組み合わせ（配置）によってまったく別のものを作り上げたのである．

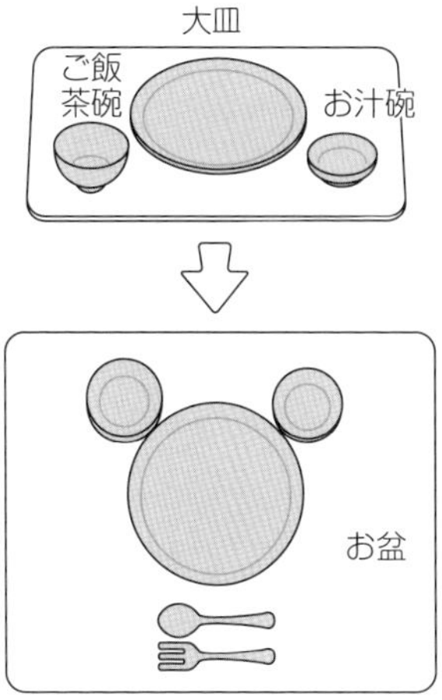

お皿のミッキーマウス

4）想像から類推して創造が生まれる

4歳になって間もない子ども達．ままごとコーナーに置いてある子ども用の小さいソファの横に，椅子を2つ置いて並んで座っていた女の子2人が，椅子を前後に置き替えたかと思うとすぐにもう2つ持ってきてそれぞれの横に並べた．近くにいた男の子たち2人が，誘うでも誘われるでもなく空いている椅子に座った．そうなるともうそれは乗用車だ．「ハンドルがあるといいなぁ」「あった，あった」とお鍋のふたをもってくる「ブッ，ブー」前の椅子の子も後ろ椅子に座っている子もみんな一緒に「ブッ，ブー」．どこにお出かけですか．「沖縄でーす」と運転手役の子．えっ！，途中海があるのに？「海の上も走れるんです」「そう，この車は走れるんだよ」と後部座席の子が得意げに答える．みんな揃って遠くを見るように前を見ていた．

過去に自分が蓄えた知識や経験を振り返り，類推を働かせて過去の記憶との共通性や類似性あるいは差異に目を向け，素材を取捨選択したり，新しいものを付け加えて新たな場面を構成し，新しい世界を造り出していく．それを，遊びに参加している子ども達それぞれのイメージを寄せ集めたり組み合わせたりしながら，都度折り合いをつけながらまとまりのあるものに表現していく．それまで別々に経験したことが組み合わされ，そこに脈絡がつけられ，何か新しい物が加わり，想像の世界が創造的に広がっていくのである．

コラム 絵本から劇遊びへ

青少年の読書離れが言われはじめて久しい．しかし，保育園の子ども達を見ていると，それとこれとがすぐには結びつかない．子ども達は絵本が好きである．どんな長いお話でも最後まで身を乗り出している．読んで欲しい本を次から次へと持ってくる．

子どもによって，年齢によって，絵本によって楽しみ方は異なる．絵に見入る子，自分の体験と照らし合わせて再認識する子，自分の知らない世界を想像してイメージを拡げる子，もう何度も読んで貰っているのに，まるで初めて読んでもらうかのように，物語の展開に心踊らす子，登場人物の心情に想いを馳せる子など様々である．

発表会に向けて劇遊びの練習をしているのを見ていると，舞台の中に身をおいているだけで喜ぶ段階から，ストーリーを展開し，登場人物の動きや声をまねする段階へ，次に一人ひとりが役になりきり，言葉やからだを用いて仲間と互いに表現をやりとりする段階へと進んでいくのが手に取るようにわかる．保育者は子ども達に立ち位置やからだの向きに気づかせたり，表現の効果があがるよう衣装や舞台装置を考えたりしている．

絵本で抱いたイメージを豊かに拡げ，絵本の中の言葉に対する感覚を養い，登場人物の心情を受けとめてそれを表現する劇遊び．演技が上手か下手かではなく，子ども達の表現したい気持ちを育てる，そんな目で見てあげたいもの．そうすればもっともっと本の好きな子どもになることでしょう．

文　献

エリクソン EH 著，仁科弥生訳（1977）幼児期と社会 1．みすず書房．

波多野完治編（1965）ピアジェの発達心理学．国土社．

厚生労働省（2018）保育所保育指針解説．フレーベル館．

マズローAH 著，小口忠彦訳（1987）人間性の心理学．産業能率大学出版部．

小口忠彦編（1983）人間の発達過程：ライフ・サイクルの心理．明治図書出版．

岡本夏木，清水御代明，村井潤一監修（1995）発達心理学辞典．ミネルヴァ書房．

岡本夏木（2005）幼児期．岩波新書，岩波書店．

恩田　彰編著（1967）講座・創造性の基礎理論．明治図書出版．

白井　常，坂元　昂編（1987）テレビは幼児に何ができるか．日本放送教育協会．

津守　真（1997）保育者の地平．ミネルヴァ書房．

内田伸子（1990）想像力の発達．サイエンス社．

ヴァン・ファンジェEK 著，加藤八千代，岡村和子訳（1963）創造性の開発．岩波書店．

理論編

3 子どものからだと表現

子どもが好きな身体表現活動とはどのようなものだろうか．子どもはなぜ表現することを楽しいと感じるのだろうか．本章では，「身体表現の目的は情操教育にある」と述べる舞踊学創始者であるマーガレット・ドゥブラーをもとに考える．現在置かれている子どもの状況をふまえて，子どもの感性と身体性を，身体表現を通して育てることの意味を探る．

子どもの身体表現活動は，アクティブ（主体性），ビューティフル（審美性），クリエイティブ（創造性）のフェーズをくぐり抜けて発達する．子どもが個性に応じて情操を伸ばす上でかけがえのない経験を通して，アクティブ，ビューティフル，クリエイティブな身体表現活動とは何か，保育者はこれをどのように捉えるべきかを論じる．

1．からだが遊ぶ

子どもはいろいろな生活の中で様々な人と出会い，関わりながら自分を育てていく．その営みは，子どもにとって充実したかけがえのない時間となる．この営みこそが遊びである．子どもは遊びの中で育ち，遊びの中でからだを動かし，様々な感覚を味わいながら楽しい時間を過ごす．こうした経験の中で子どもは成長していく．

家庭で母親や父親，家族に世話をされながら乳幼児期を過ごし，少しずつ子どもになっていく．子どもには家庭の中だけではなく，家の外，広場，公園，様々な場所で多くの人と触れあい関わり合う．特に同じような年齢の子ども達との関わり合いは大切である．

子どもは何も考えずに，心が楽しいと思えることをからだで感じて動き始める．それが**遊び**☆1の始まりである．何か考えてするのではない．何かを見つけ，感じ，自然にからだが反応する．子どものからだは周囲に心を動かせ，遊び始める．子どもは自ら衝動的に遊びと関わり，心もからだも遊びの中で成長していく．

それゆえ，子ども達と関わる遊び場は，子どもの成長にとってかけがえのないものである．親も地域の人々も遊び場を確保し，子どもを思う存分に遊ばせなければならない．一方，現代社会は三間のない時代と言われる．**三間**☆2とは，時間，空間，仲間のことである．それらは子どもの遊びにとってすべて大切である．ひと昔前は，子どもはいつでもどこでも時間を忘れて他の子ども達と遊ぶことができた．また，家の外には公園以外にも遊ぶ空間が残っていた．残念ながら，今はそれが叶わなくなっている．保育所や幼稚園は，今の子どもにとって遊びを保証する最後の砦となっている．子どもの遊びに不可欠な時間・空間・仲間が，そこに存在している．保育者は，保育所や幼稚園が子ども達に大切な遊びを提供する意義を理解する必要がある．

☆1 **遊び**：遊びに関する研究書には，ロジェ・カイヨワ（Caillois, Roger）の「遊びと人間」がある（カイヨワ，1970）．また，ヨハン・ホイジンガ（Huizinga, Johan）の「ホモ・ルーデンス」は歴史的名著である（ホイジンガ，1963）．

☆2 **三間**：田中は著書「子ども・若者の居場所の構想」の中で，「時間，空間，仲間といういわゆる『三間』の喪失」と述べている（田中，2001，p15）．

2．からだが学ぶ

子どもは感動の中で学ぶ．子どもは感動している時しか学ばない．感動しないと子どもは学ばない．心を動かしながら学ぶ．

子どもが学ぶためには動機づけが不可欠である．興味を持たないものを子どもは学ぼうとしない．無理に学ばせようとしても，子どもは反発するだけであるし，せっかくの学びのきっかけを台無しにしてしまう．

集中しなければ子どもは学ばない．子どもの集中が切れたら，保育者はただちに止めて別なことをさせるようにすべきである．もっとも，子どもは集中が途切れれば，別なことに関心を向けて遊び出すだろう．それを何とかしようとしても無理なだけである．

だからこそ，一人ひとりの心を惹きつけて呼び覚まし，自由に活動できるよう「計画的に**環境**☆3 を構成しなければならない」．安心・安全が大切であることは言うまでもない．このようなことが整えられ保たれている場が，保育の場である．

環境は，子どもを取り巻く空間のことではない．子どもと関わるものすべてが環境である．

子どもはどんな環境でも，興味が持てれば十分楽しい時間を過ごすことができる．子どもに対しては，安心・安全な環境を整えるだけではなく，子どもの気持ちに寄り添った，子どもの発達段階に相応しい遊びや学びの提供が必要である．子どもは頭で考えて行動するというより，心もからだも楽しめる遊びを求めている．その遊びこそが学びをもたらす．

子どもにとって遊びとは，からだごと学ぶ場であり，ものや他者との関わりを通して心を成長させる営みである．

☆3 **環境**：「幼稚園教育要領解説」では，「環境」に関して，「環境を通して行う教育」（pp28-32），「環境の構成の意味」（pp248-251）の項で述べられている．

3．からだと情操

情操☆4 は，頭，からだ，感覚器官を働かせて得られるものである．知性，身体性，感性を組み合わせ働かせて，みずみずしい感性にしなければならない．みずみずしい感性がなければ，様々な感覚を通して，外界や自らを感じ取ることもできない．感じ取るということは，受動的な行為ではない．自らの意識や意図を持って自らのからだを動かし，見たり，聞いたり，触ったり，味わったりしながら，外界と自分自身を一つの対象としてまるごと受けとめることである．感じ取ることは能動的な行為である．感じ取る方法を身につけなければ，正しく感じることはできない．

感じること，からだを動かすこと，頭を働かせること，これらはすべて同じことと考えるべきである．これらが同時に成立しなければ，感じ取ることはできない．からだを使うことができなければ，感じ取ることはできない．頭を働かさなければ，からだを使うこともできない．それらを感じようとする意志がなければ，様々な感覚がまとまった一つの知覚として意識することはできない．そして，心に留めることもできない．

子どもにみずみずしい感性である情操を身につけさせようとするならば，正しい感じ取り方を身につけさせなければならない．正しい感じ取り方は，一朝一夕にできるものではなく，生まれながら持っているものでもない．楽器が奏でる音楽は，楽器を弾いたことがない人でもある程

☆4 **情操**：「美しいもの，すぐれたものに接して感動する，情操豊かな心．道徳的，芸術的，宗教的など，社会的価値を持った複雑な感情」と言われている．

度美しいと感じることができるが，本当の美しさや素晴らしさは，実際に楽器が弾けないと十分にわかるようにはならないだろう．単に技法だけではなく，一つひとつの音の音色，メロディ，ハーモニー，曲調の素晴らしさがわかり感動するには，自らが楽器を弾いていろいろな表現ができるようになっている必要がある．

感性とは受動的なものではない．感性を受動的なものだけにとどまらせてはいけない．なぜなら，感性はからだの能動的・自覚的・自発的な動きを通してしっかりとしたものになるからである．感性とは感受するからだの能動的な行為によって確かなものになり，増幅される．

感性とは感じ取る力である．からだが基盤となり，からだによって能動的に感じ取らないと感じ取ることができない．感性の基礎はしなやかなからだであり，表現する力である．よりよく感じ取るには，よりよくからだを動かす必要がある．その時，私たちは感動や美というものを経験する．美というものを感じ取れれば，初めて美しいものをさらに求める．美しいものを求めることの中に，他者が不可欠な存在として立ち現れてくる．美しいものを他者と一緒に感じて喜び，自分が美しいと感じるものを他者に伝えたくなる．

ここに，からだと情操の切っても切れない結びつきがある．

4．からだが表現する

ドゥブラー[☆5]は，身体表現の目的は**情操教育**[☆6]にあると述べる．身体表現は，子どもにとっては，まるごとのからだで自分自身を表現する営みである．保育者は，子どものからだが何を表現しているのかを受け入れ読み取る．からだが語る言葉，意味の見えないサインやシグナルも身体表現のひとつである．子どもの表情やしぐさ，からだ全体から発するものにもいつも気を配っておく必要がある．それらは，見ているだけでは受けとめられない．保育者も自身のからだを繊細に磨いて受信機のようにしておかなければならない．保育所や幼稚園は，子どもの身体表現を伸ばし，子どもの情操を育む場であり，子どもと保育者の主観的体験の**共同創造**[☆7]の場でなければならない．

そこは互いのからだが響き合う場であれ，保育者は子どもを自立した存在として捉え，個性を見出そうと努めなければならない．それゆえ，保育者は子どもの動きたいという意欲を損なわないように言葉かけや環境構成に細心の注意を払う．

子どものからだ，みずみずしい感性である情操，知性の３つは同時にバランスよく育てられるべきである．子どものまるごとを受けとめ，バ

☆5：マーガレット・ドゥブラー（H’ Doubler, Margaret Newell）は，アメリカの舞踊学・舞踊教育学者，詳しくは，拙著「開かれた身体を求めて−舞踊学へのプレリュード−」（猪崎，2012，2〜4章）を参照．ダンスはすべての人々のためのもの（Dance for all）という考えを提唱した．

☆6 **情操教育**：情操豊かで健全な育成を目的とする教育．

☆7 **共同創造**：「共同創造」は，ダニエル・スターン（Stern, N. Daniel）「プレゼントモーメント」より引用（スターン，2007，p164）．スターンは乳児心理学者である．著書に「乳児の対人世界：理論編」（1989），「乳児の対人世界：臨床編」（1991）がある．

ランスよく一人ひとりの子どもに合わせて環境を整える必要がある．からだ，感性（情操），知性を培うには，一定の道筋をつけることも大切である．子どもに自らからだを動かす喜びを味合わせるようにしなければならない．

子どもの身体表現は，頭で考えて動くのではなく，環境に反応してからだが動き出し，いろいろな過程をくぐり抜けながら成長していく．

子どもは，その時その時に瞬間的に動き出したことから，面白がり，楽しみながら，からだが表現する世界を創り出す．その時その場で発現する動きから始まり，思いが溢れ，身体表現の原初的なものが生み出されていく．こうした子どもの身体表現は，以下にあげる段階を経て，運動から舞踊へと進化していく．

ドゥブラーは，運動が舞踊になる過程を次のように述べている☆8．

☆8：（ドゥブラー，1974，pp107−109より一部改変）

> 舞踊の初歩的段階は基本的で高度に感覚的である．動くことの感覚から得られる純粋な喜びのための運動の中に喜びがある．その運動の特徴は，大きく，自由で，訓練されていないものであり，活気があり，元気に満ちている．
>
> 第2段階に入ると，永続性を求めて統一や組織化を試みる．精神はその最初の奔放さを修正する．第2段階から第3段階へと移行するにつれて，自分の気持ちである心がはっきりとして，その心を表現するのに必要な技術が発達する．
>
> 第3段階では，自分の内なるものに形式を与えるために，心が運動を組織する．

子どもの身体表現は，運動から舞踊へと進化するものと考える．子どもがからだを動かすことによって喜びが溢れる．それは身体表現を進化させ，他者に見せて一緒に楽しむものになっていく．第1段階は感覚的運動の段階である．そこでは動きと喜びが表裏一体をなす．第2段階は洗練の段階である．統一や組織化が進み，原初的なものが洗練されていき，表現技術が発達する．第3段階は形式化の段階である．イメージを表現する創造が働く．

保育の場で子どもの身体表現を観察すると，遊びと同様，一人で行うものから次第に仲間と行うものになり，保育者の目を意識するようになり，いつしか創造的なものになっていく．ドゥブラーが述べる運動から舞踊への身体表現の進化の中には，動くことの感覚に喜びを感じるアクティブな活動，からだを動かす正しい方法を身につけることのできるビューティフルな活動，心がからだの動きを生み出そうとするクリエイ

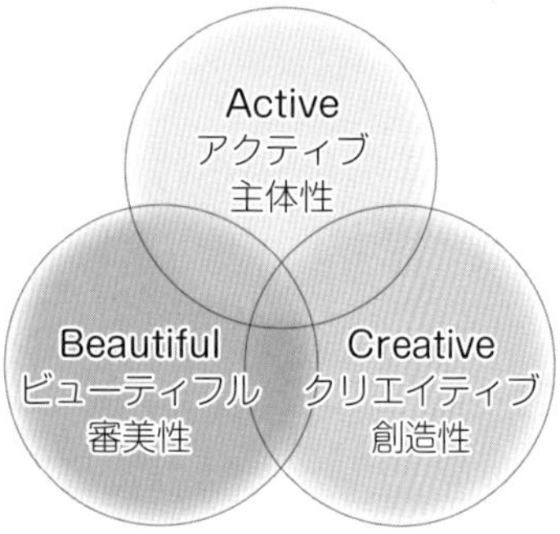

図1　3つの要素

ティブな活動の３つの要素が連なって存在する☆9（図１）.

アクティブな活動，ビューティフルな活動，クリエイティブな活動の３つを通して，感性（情操）と知性が発達し，審美性も発達していく．だからこそ，保育者はアクティブ，ビューティフル，クリエイティブの要素を理解しておく必要がある．アクティブからビューティフルを経ないでクリエイティブになることもあるだろう．そのような場合もあることをわかった上で，これらの３つの要素をバランスよく含んだ身体表現を目指すべきである．

子どもの身体表現においては，これら３つの要素を常に意識して子どもの心の発達段階・身体能力の状況を考慮しながら，無理なく指導することが求められる．

次節以降に，これらの３つの要素について具体的に説明する．

☆9：（猪崎・山田，2013，pp15-16）

5．主体性を育むアクティブな身体表現活動

アクティブな身体表現活動は，子どもが動くことを通して楽しさ，喜び，気持ちよさを感じる活動である．からだを動かすことを通して，心を踊らせ，その心がどんどんからだを踊らせてしまう．ここでは，子どもにからだを動かす喜びや楽しさを感じさせることが一番大切である．

アクティブな要素を持った身体表現とは，具体的にどのようなものであろうか．

子どもは一人で踊ることより仲間と一緒に，保育者とも一緒に踊る．それにより楽しさも増幅する．からだを動かせば自分を感じる．自分のからだを通して自分自身を知り，自分以外の仲間や保育者を認識するようになる．それにより自分という存在がより確かなものになる．身体表現において，こうした他者との関わり合い，さらに，音楽やリズムに委ねて気持ちよく動くこと，などがこのアクティブな活動となる．

初期の活動としては，手遊びから始めてみるとよい．それから，頭，首，肩，手，肘など，からだの様々な部位を動かして，自分のからだを感じることのできる遊びへと移行させる．自分のからだを感じ，自分のからだに気づくようになると，ハイタッチのような仲間とからだでコミュニケーションするようになる．そこから，からだでリズムが刻めるようになると，弾むからだで音楽に合わせたリズムダンスへと向かうことになる．決まった振り付けを踊る必要はない．弾むからだを子ども自身が楽しむ．音楽に乗るだけでも十分である．子どもが動きたいと思い続けている間は，保育者は子どもの様子を見守りながらいろいろな動きを見つけ，つないでみたい．

[具体的な事例]

◆手遊び歌を歌いながら，小さな動きからからだ全体の動きへと変化させ，からだ，言葉，動きの関係を楽しもう．最初は手の動きだけでもよい．手の動きからからだ全体に発展させられるように，保育者は動きを考えておく必要がある☆10．

☆10：（実践編3，p92，「むすんでひらいて」参照）

◆自分のからだに気づかせるように，からだで様々なポーズを創り，一人のからだだけではなく，他者と一緒にポーズを創って楽しもう☆11．ポーズからポーズへと移る方法も工夫して，最後は一連の流れにしてみよう．みんなで一緒にポーズをしてもよいし，一人ひとり時間差をつけてポーズをしていくのでもよい．クラスの仲間と一緒に創り上げる具体的な事物を最後の目標にしてもよい．ここでは，自分のからだを感じ，他者のからだに気づき，一緒に創るからだのポーズを楽しみ，からだでコミュニケーションできることを学ぶ．

☆11：（実践編7，pp140-141参照）

◆リズムに乗って楽しく動けるような音楽を用意する．その音楽をかけっぱなしにして，子ども達の様子を見守ろう☆12．子どもが音楽に身を任せて動き出したら，次々動きを続けさせ，誰かの動きのまねをしながら，たくさんの動きを音楽に合わせてつないでみよう．ここでは必ずしも同じ動きを一斉にする必要はなく，それぞれの動きを楽しもう．仲間の動きのまねをする中で動きの面白さをわからせ，いろいろな動きを繰り出しながら，ひと流れの動きを踊ることができるようになれば，クラスのリズムダンスとして定着させることもできる．子ども達が自ら創り上げたリズムダンスとして，発表会や運動会で上演することもできる．

☆12：（実践編2，pp84-85参照）

6．豊かな審美性を育むビューティフルな身体表現活動

ビューティフルな身体表現活動は，子どもが自分のからだをしなやかに開放して動くことを楽しみ，動きの美しさを感じる．そうすれば他者と一緒に踊り，誰かに見せることが嬉しくなってくる．いつのまにか**創造性**☆13も芽生える．からだが気持ちよく，よりよい感じを得る．よりよく感じることは，美しさを感じることである．この活動は，見る－見せるという自分と他者との関係の中で営まれる．他者が見ていても自分のからだをしなやかに開放すれば自然な美しい動きになる．他者は動きの美しさに感動し，子ども自身も心がわくわくして楽しくなる．

☆13 **創造性**：創造的であること，何かのまねではなく，独自の有用な案を生み出すこと．オリジナリティ．

ビューティフルな活動は，子どもが自分のからだを美しく動かす方法を覚える活動といえる．

保育者は，子どもをよく観察して，子どもが無理なくからだを動かせ

るよう支え導かなければならない．保育者は子どもを見守り，子どもが自発的に動きたい意欲を見きわめ，保育者が子どもの気持ちに寄り添い，正しくからだを動かすよう適切な言葉かけをする．

からだを丸くして転がったり，転ばないようにバランスをとったり，足を上げたり，大きく手足を使ってからだ全体で動いたり，からだを小さくして動いたりなど，様々なからだが生み出す動きを自ら示せるようになりたい．保育者も「動くからだ」を整えておかなければならない．

保育者の「動くからだ」は，子どもと同様にビューティフルな活動を生み出す．同時に子ども達のからだを受けとめることのできる「開かれたからだ」である．

[具体的な事例]

◆歩く，走るを音楽に合わせて行ってみよう．ゆっくり，速くなどの速度を変化させてみる．方向も前向き，後ろ向きにして行う．自分の思っていることがからだですぐに反応できるか，何度か繰り返すことで，歩いたり走ったりすることが自然にできるようになるはずである．そうすれば，自分のからだをコントロールする動き方が身につく．

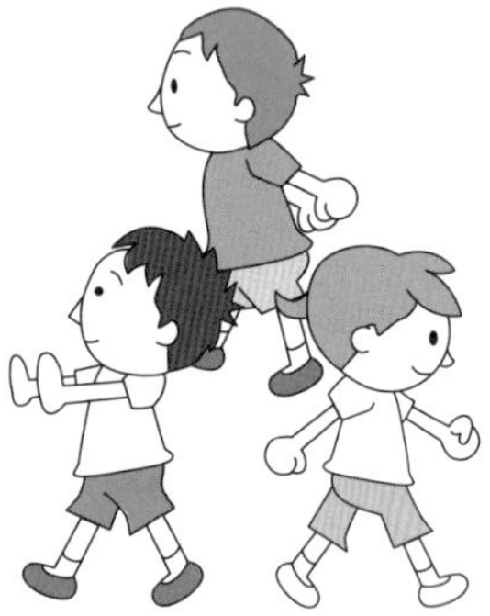

いろいろな歩き方をしてみよう（速く，ゆっくり，後ろ向きなど）

◆ジャンプ，足を上げる，ターンするなどの動きにも挑戦させてみよう．ジャンプにも片足跳び，両足跳び，片足で踏み切って両足着地，両足で踏み切って片足着地など，いくつかの種類を経験させよう．高く，遠くに跳ぶこともチャレンジさせてみよう．足を上げることはバランス感覚も身につくので，高く上げるばかりではなく，自分のからだを感じながら，足を上げる動きを楽しませよう．ターンは子ども達の大好きな動きである．回りすぎて仲間とぶつからないように注意して，自分のからだをコントロールして回ることを経験させよう．

◆「よさこい踊り」のような振り付けのある踊りをたくさんの子ども達と一緒に踊ろう☆14．振り付けを覚えて，仲間と一緒に踊る経験は，協働する楽しさを感じることができる．動きはできるだけ簡単なもので，一緒に踊ることを通して「息を合わせて踊る」ということができればよい．また見られる経験によって，さらにうまく踊りたいという気持ちにもなるので，踊るという行為が楽しくなるような言葉かけが大切である．

☆14：(実践編8，pp156–157参照)

7．創造性を豊かにするクリエイティブな身体表現活動

クリエイティブな身体表現活動は，創造性を豊かにして，しなやかなからだを主体的に動かすことで自己を表現する活動である．保育所や幼

稚園においては，まだクリエイティブな活動でも基礎的なものである．本格的なクリエイティブな身体表現活動は，高度な言語活動を基礎にしている．それゆえ，保育所や幼稚園では，クリエイティブな活動について基礎的，予備的なものにとどめるべきである．

この活動は，子どもが想像力を働かせ，自己で何かを見つける主体的な活動である．想像力や空想力を膨らませて，自己の世界を創る．そのような活動の中で何かになりきることを通して，今までになく新しい自己と出会うことができる．新たな自己と出会うことは，何よりもまして創造的な表現活動になる☆15．

☆15：(実践編5，p114参照)

創造というと，無から有のものを生み出していくものであるが，生み出すきっかけとなる手がかりは必ず存在している．例えば子ども場合，絵本の読み聞かせや人形劇などの保育者からの働きかけによって，そのもとになる絵本や人形劇の物語の世界に入り込み，浸り，心が遊ぶ．その世界からさらに自分が想像する世界へと飛び出し，もとになるものとはまったく異なる自分の世界を創れるものである．このように，子どもは日常から非日常へと越境することができる．子どもの心が想像の世界に入り込んだと同時に，からだが動き始めるはずである．それが身体表現であり，心が想像力を働かせ，その心に従いながらからだが表現している．想像力は身体性が伴われてこそ，何かを生成する創造性につながっていく．

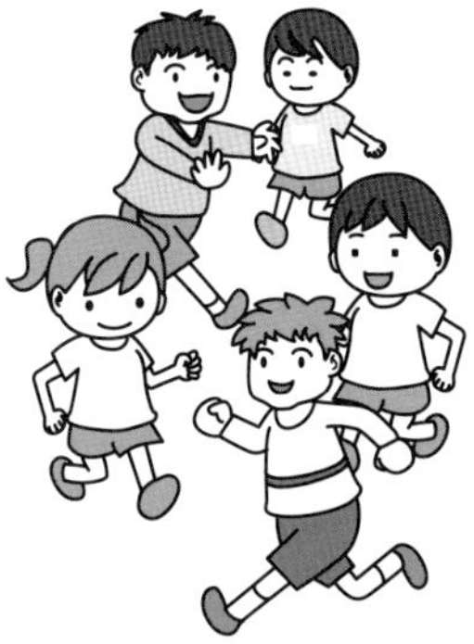

友だちとぶつからないように楽しく走ってみよう

想像力は想う力であり，形あるものを生み出すのではなく心に描くことである．創造性は創る力であり，目に見える形を生成することである．

子どもは，絵本の中の風景や言葉，歌などの刺激で十分に日常世界から想像の世界へと飛び立つことが可能であり，そうした日常と想像の垣根のなさこそが，子どもが子どもたる所以である．大人が失ってしまったこのような想像を拡げる力を活用して，子どもにからだの動きが生み出す表現の世界を楽しませることは，保育者が身体表現の営みを理解しているかどうかにかかっている．このことは決して身体表現に関わる保育者のみに向けられたものではない．

[具体的な事例]

◆ 自然の事物からいろいろなものを想像してみよう．入道雲を見て，「もくもく大きな雲がぽっかりと浮かんでいる」という言葉をかけると，子どもは「入道雲さん，自分に話しかけているかな」などということを考え始め，入道雲を擬人化して，自分も入道雲になって動き始めることができる．ここに音楽をかけて，さらに想像力を拡げると，自分の話に合わせた入道雲のダンスができあがるだろう．

☆16：(実践編5, pp116−117；実践編8, pp152−153参照)

◆絵本の世界に入り込み，仲間と楽しく役になりきり物語を表現してみよう☆16．好きな絵本の物語に自分を没入させ，その中の役になりきって動き始める．役を交替させながら，みんなで物語を創り上げる取り組みである．これは，保育者の指導や導きが重要になってくるが，子ども達の声に耳を傾け，どのように絵本の世界を演じたいのかを汲み取る必要がある．保育者は，音楽やしかけ（装置のようなもの）を前もって用意しておくことも必要である．

コラム 正直なからだ

幼稚園の年中児20人程と大学ダンス部の学生が一緒にダンスを踊るという企画を行ったことがあった．子ども達がダンス室の扉を開けた途端，全員が勢いよく走り出して行ったのに驚かされた．それは，子ども達が扉の向こうに鏡張りの広い空間を見た瞬間の出来事だった．彼らはひとしきりダンス室を走り回った後で，やっとダンス部の学生たちと一緒にダンスを楽しむことができた．もしかしたら，広い空間をのびのびと自由に走り回った方がダンスより楽しかったのではないだろうか．子どもは走り回っている時は，鳥になっていたかもしれないし，飛行機に乗っていたかもしれない．それほど子どもはこころが反映した「正直なからだ」を持っていると感じた．

文　献

カイヨワ R 著，清水幾太郎・霧生和夫訳（1970）遊びと人間．岩波書店．

ドゥブラーMN 著，松本千代栄訳（1974）舞踊学原論．大修館書店．

ホイジンガ J 著，高橋英夫訳（1963）ホモ・ルーデンス：人類文化と遊戯．中央公論社．

猪崎弥生（2012）開かれた身体を求めて．一二三書房．

猪崎弥生，山田悠莉（2013）乳幼児のダンス ABC．一二三書房．

厚生労働省（2018）保育所保育指針解説．フレーベル館．

文部科学省（2018）幼稚園教育要領解説．フレーベル館．

スターン DN 著，神庭靖子，神庭重信訳（1989）乳児の対人世界：理論編．岩崎学術出版社．

スターン DN 著，神庭靖子，神庭重信訳（1991）乳児の対人世界：臨床編．岩崎学術出版社．

スターン DN 著，奥寺　崇監訳（2007）プレゼントモーメント．岩崎学術出版社．

田中治彦編著（2001）子ども・若者の居場所の構想．学陽書房．

理論編

4 保育者のからだと表現

『幼稚園教育要領』『保育所保育指針』等（2018 年施行）には，領域「表現」のねらいとして，「①いろいろなものの美しさなどに対する豊かな感性を持つ．②感じたことや考えたことを自分なりに表現して楽しむ．③生活の中でイメージを豊かにし，様々な表現を楽しむ．」があげられている．これを保育者の側から読み替えると，（1）子どもをよく見る・よく感じる，（2）子どもを理解する，（3）子どもと関わるとなる．

子どもをよく見るには，一人ひとりをつぶさに観察するだけでは不十分である．子ども達全体の動きも俯瞰的に見なければならない．見ることは，目で見ることだけではない．理解することも含む．様々な子どもの言葉と動きがなぜなされ，なぜなされなかったのかを読み取って保育に活かさなければならない．子どもと関わることは，不必要に関わらないということでもある．タイミングよく適切に子どもに保育者が自分のからだで働きかけなければならない．

本章では，子どもをよく見る・よく感じる，子どもを理解する，子どもと関わるの 3 つについて身体表現論の立場から論じる．

1．子どもの身体表現を育む

1）子どもをよく見る・よく感じる

子どもを見る時，子どもが何かを失敗してしまったことや，何かがうまくいったようなことで判断してしまいがちである．何かがうまくいったという顔をして子どもがこちらに飛んで来れば，一緒に喜び，「何ができたの」「よかったね」と評価したい．もしも子どもが失敗してしまった時には抱きしめ慰めたい．

保育者は子どもを上手に受けとめなければならない．それには子どもがそこまでに至ったプロセスを知っておかなければならない．プロセスを逐一観察することは難しい．一人の子どもだけに注意しているわけにはいかない．それでこそ，子どもがそれぞれ何かを行っているポイントを見逃さないようにしておく必要がある．

プロセスにおけるポイントとはどういうところか．それは，子どもが何か始めようとしているところである．たとえ始まりがわからなくても，始まりを想像できるようなところ，子どもが工夫したり考え込んだりして動きが止まったところ，こうしたポイントを目の端に入れておくとよい．そうすれば，結果だけで子どもを判断することは避けられる．

子どもの身体表現のプロセスにおいて，小さな動きからダイナミックに大きく動くようになる変容に注目したい．それはそこにこそ子どもの表現したい心が現れるからである．保育者は子どもの表現したい心を大切にして，子どもの育ちを見守る態度で子どもに接し，子どもが身体表現を通して自らの心とからだで満足感を味わえるようにすべきである．

子どもの身体表現を見る時には，からだの動きだけではなく顔の表情や姿勢に注意したい．また，子どもが表現したくなるような仕掛けや環境を設定しておくことも忘れてはならない．子どもの表情を見て，子どもがからだを動かし始めたか，動かしたがっているかを見きわめ，次の段階を促す言葉をかける．その後は急がないで見守り，子どもの反応を待ち，子どもが自分の世界を楽しめるような雰囲気作りが重要である．保育者が適時「うまくできているよ」「いいね」などの肯定的な言葉かけをすることで子どもは自信を持ち，自分を他者に見せたいという気持ちが強まる．

子どもをよく見るということは，一人をじっくり観察することだけを意味していない．一人を観察することは，子どもの行動や言動をずっと見続けることではなく，日頃からその子どもの行動を理解して何を見ればよいかを想定しておくことも含む．このことは，初心の保育者にとっては難しく，保育の経験が物をいう．しかし，保育経験の有無に関わらず，保育者はつねに子どもから発せられるメッセージをタイミングよく受けとめなければならない．複数の子ども，大勢の子どもに対しては，その場の雰囲気を見ることから始め，その雰囲気に馴染めていない子どもがいれば，できるだけ早く見つけたい．そして，なぜ馴染めないかを理解するように努めたい．

2）子どもを理解する

子どもの感性を受けとめるには，単なる感受性だけでは不十分である．保育者には自分が持ち合わせる感受性だけに頼ることなく，それを高め，子どもを理解する力にしなければならない．なぜなら，保育者は子どもの立場に立って考え読み取る力を持つことが必要である．子どもの言動の裏側にある事柄を把握し，なぜそういう言動をするに至ったかを理解しなければならない．ここで初めて子どもへの適切な働きかけが可能になる．

あることを子どもにしようとする時に，保育者は常にそれをしたら子どもがどのように受けとめるかをわかる必要がある．また，子どもによっては思わぬ反応を示す場合もあるので，結果は一つではないと心得ておくべきである．子どもは100人いれば100通りの動き方をするものなので，保育者は想定外のことでも慌てずに対処することが求められる．

じっとしている子どもを見たら，保育者はどのように考えるか．子どもが考えこんでいるのかもしれない．何かを待っているかもしれない．悲しんでいるかもしれない．怒っているかもしれない．子どもの様子をよく観察したい．すぐに声をかけずに，次の行動を待つことも必要な場合もある．また，すぐに声をかけて行動を促すことも必要なこともある．子どもの様子から気づかなければならない．

このように，子どもを理解する力とは，子どものからだ全体から発するメッセージを適切に受けとめる力である．それは，適切な行動を促す力でもある．

次に，保育者が身体表現において子どもと関わる際に求められる知識，技能，態度について実践例をあげて説明する．

3）保育者が子どもと関わる

（1）からだで関わる

身体表現のためのウォームアップにおいて，手をつないで円隊形になることがある．その隊形でみんなの顔を見ながら手を放しストレッチを始める．このように他者と気持ちを合わせ何かしようとする時，始めに手をつなぐことがある．

☆1：拙著「開かれた身体を求めて」に「こんにちは！」のダンスの説明がある（猪崎，2012，p83）．

☆2 コミュニティダンス：コミュニティアートの一領域であり，年齢，性別，ジェンダー，障害のあるなしに関わらず，多様な人々が楽しむダンスのこと．

また，2人組で向き合って行う「こんにちは！」ダンス☆1では，向かい合った相手の肩をたたき，目と目で合図して一緒にリズムに乗って動く．相手のからだに触れることやアイコンタクトすることによって，心が通じ合いからだを一緒に動かすことができる．他者との距離も縮まる．

こうしたからだの関わり合いを大切にして指導に活かしているコミュニティダンス☆2を例にあげて考えてみる．

あるコミュニティダンスのグループでは，参加者と指導者が同じ立場で，言葉を介さないからだのつながりを感じて動いていた．そこでは，からだとからだが感じ合う身体表現の指導がなされていた．動きを与えるのではなく，参加者のからだから見えてくる心を引き出し，からだの動きとして生み出される過程を見守る指導がなされていた．動きを洗練させようとするのではなく，参加者のからだが素直に動きたいとする方向に向かわせるような方法であった．

このような指導は，保育者が子どもに向けた働きかけに示唆を与えている．保育者のからだと子どものからだが感じ合い，響き合うことができれば，言葉は必要ない．保育者は子どもに向けたからだを常に開かれたものにしておけば，子どものからだから見えてくる心を受けとめることができる．

(2) 子どもと関わる

保育者は，子どもの気持ちとからだの状態を素早く捉え，できるだけ適切に対処できるように努めなければならない．子どもの様子を見て，どのような言葉をかけるかを素早く判断することが求められる．

子どもの身体表現では，保育者の思ってもみない方向にいきそうでも，それを引き受けてみる．それが子どものからだと心を受けとめることである．

受けとめるということは，子どもを認めるということとは違う．受けとめることは保育者の心で引き受けること，認めるということは子どもの身体表現がどのように行われているか，何を表現したいのかを理解することである．認めることは受けとめることの次の段階である．子どもは身体表現を行ったことを保育者に見てもらい，それを保育者に受けとめられ，理解され認めてもらいたいと思っている．

保育者は子どもの身体表現を受けとめ，認め，評価することが求められる．評価するということは，必ずしも良し悪しを評価するのではなく，一人の子どもの身体表現の良いところを見つけることである．もちろん，もっとこうすれば良くなるというアドバイスも必要である．

子どもの身体表現は，子どもが気持ちよく自分の世界に没入していれば，それで十分である．それぞれの子どもの身体表現を洗練させるためには，クラス全体の取り組みの中で，言葉かけを吟味して指導することも時には必要となる．しかし，一人ひとりの身体表現において，子どもの心が反映した精一杯のからだの表現を素晴らしいと評価したい．

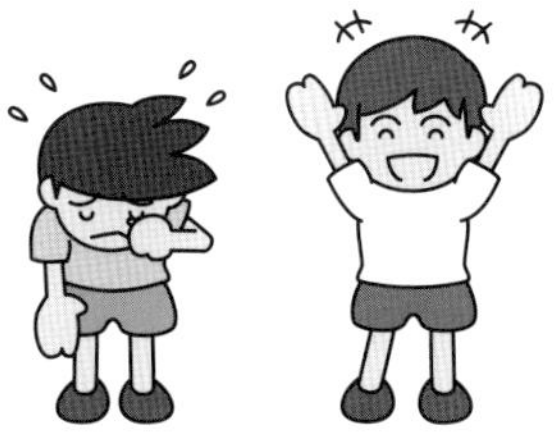

悲しい時の動作と嬉しい時の動作

2．イメージと動き

松本によれば，身体表現とは，「“身体”運動という外的な形式の形成と“表現”という内的な精神を外在化させる働きとの2方向を統合している活動である．」☆3．

☆3：（松本，1987，p140）

また，マーガレット・ドゥブラー（H'Doubler, Margaret Newell）は，身体表現は「情緒的経験そのもの」であり，それがイメージを想起させ，からだの動きとなって現れると考えている．

松本もドゥブラーも述べているように，身体表現は心の内なる衝動がからだの動きとして目に見えるものになることである☆4．嬉しい時はからだが大きく跳び上がり，外に発散するような動きとなり，悲しい時は肩をすぼめ，内側に閉じこもったようなからだになるように，心とからだの動きは密接につながっている．子どもの場合は特に心とからだが密接につながり，からだは心を正直に反映する．

☆4：ドゥブラーは『舞踊学原論』の「第5章有機的統一としての舞踊」において，舞踊を「内なる舞踊」と「外なる舞踊」という内面性と外面性に分けて説明している（ドゥブラー，1974，pp105-111）．

では，気持ちや心ではなく，表象やイメージではどうか．子どもは，心に描くイメージをからだの動きにできるだろうか．言葉からというより，絵や写真などの視覚的刺激や，音や音楽などの聴覚的刺激，また絵本や人形劇などを身近で感じることによって，子どもはそれぞれがイメージを思い浮かべることができる☆5．そのイメージが言葉にならなくても，子どもの心には刺激から受けたものが充満しているはずである．そのイメージをどのように外へ発信させるかは，子どもの身体表現を導く保育者の言葉かけや働きかけにかかっている．

☆5：（実践編5，p113参照）

3．身体表現指導者に求められる資質

1）自分自身のからだを感じる・知る

あなたはからだを感じることができるだろうか．手先，足先，頭，首など，からだの部位を一つずつ感じ取れるだろうか．あなたは自分のからだを客観的に感じることができるだろうか．歩いていて突然何かにつまずいてしまうような経験をしたことがあるだろう．当たり前にからだが動いてくれると思っていても，そうではないと感じることがあるだろう．そうした瞬間に，人は自分のからだを客観的に捉えようとする．したがって，子どもはまだからだを客観的に感じたことがないはずである．

身体表現は自分のからだが道具である．しかし，単なる道具ではない．からだは心を含む．からだにある心がからだを動かしていることを認識する必要がある．

子どもに身体表現を指導するには，保育者が表現できるからだになる必要がある．表現するからだになるには「即興表現」に取り組むことは大いに役立つ．

舞踊における即興とは，身体内部で湧き起こる，動きたいという衝動を目に見えるからだの動きとして外在化させる行為である．何も考えずにからだを動かす，動きを止める，動かない自由もある．感情も思考もすべて排除し，ひたすらからだの声を聞く．そうした状態に浸ることが舞踊における即興である．

こうした即興というからだが動きを生み出すプロセスは，身体表現における動きの出現からテーマと構成で形づくられる作品の創作にも適用できるだろう．即興表現の経験は，動きのモチーフ☆6が生成される最初の段階，モチーフを組み合わせてフレーズ☆7，さらにシークエンス☆8につなげる次の段階，そして最終的に構成を整えて作品になるという流れを考えることのできる創作と捉えてもよい．

☆6 **モチーフ**：表現の動きとなるようなもの．それが運動化された最小の単位．

☆7 **フレーズ**：ひと流れで踊れる運動のまとまり，表現的性格を持つ．

☆8 **シークエンス**：フレーズがいくつかつながったまとまりのある運動の流れ．

2）保育者の身体性

子どもに身体表現を教えるために，保育者にどのような身体性が求められるだろうか．以下，実践例を紹介する．

学生が3人1組となって保育者役・子ども役・評価者役をしながら，身体表現の授業づくりを行ったことがある．「タンポポの綿毛」「ガラスが割れた」「伸びる縮むゴム」の3つの課題について，学生はいろいろな言葉かけを考え，指導案を作成して授業に臨んだ．授業ではそれら3つの課題を同じグループの中で役割を変えながら模擬授業を行い，課題ごとに評価者が模擬授業中に作成した記録をもとにグループによる振り返りを行った．

子どもの立場になって，保育者役の言葉かけを受けとめ，身体表現することを通して，あるいは評価者となって，保育者役と子ども役との関わり合いを客観的に見たり記述したりすることは，何もせずに互いの指導案を比較検討することより，体験を通した多くの学びや気づきがあった．

子どもに伝わるわかりやすい言葉を見つけることは容易ではない．子どもの反応を見ながら関わり合いの中で指導することも容易ではない．知識と想像力，つまり頭だけで考えたのではなかなか子どもに伝わらない．実習はこうした難しさを経験する場である．実際に保育者役と子ど

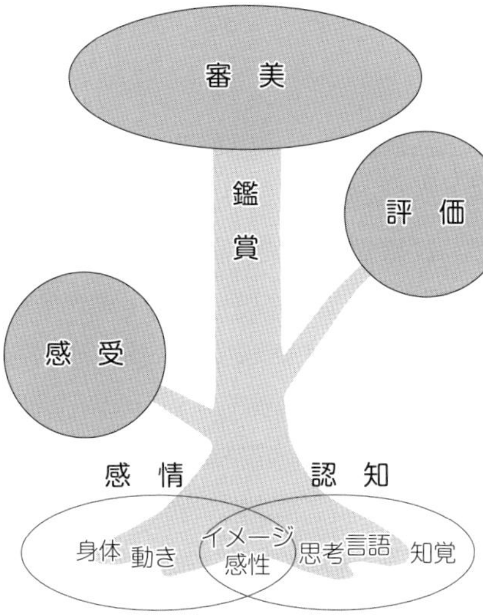

図1 「みる」樹木図

も役，評価者役がグループとなり，こうした演習をすることは大いに役立つ．それは身体表現における考え方や言葉かけを磨き鍛える．

3）身体表現活動をみる

身体表現をみることは，見る人の身体性と関わっている．舞踊運動の鑑賞についての実験研究の結果，舞踊運動をみることが見る人の舞踊経験を大きく反映したものであることが示唆された☆9．舞踊熟練者，教師，学生が様々な舞踊を見て印象を評定したところ，認知の仕方は経験によって大きく異なっていた．学生は踊り手の身体部分や身体運動の要素的側面により影響を受けやすく，教師は舞踊熟練者ほどでないにせよ，より統一された全体的な見方で舞踊運動を捉えていることがわかった．舞踊熟練者は，舞踊を個々の身体要素の動きの寄せ集めとしてではなく，統一されたダイナミックなイメージとして捉えていた．

☆9：（猪崎，2006）

舞踊運動をみることは，舞踊経験を積むに従って一定の筋道を通って発達していくと考えられる．その過程は，図1に示すように1本の樹木に見立てることができる．

この樹の根元にあるのは，身体，動き，イメージ，感性，思考，言語，知覚である．子どもが主体性，審美性，創造性を豊かにしていく成長の営みの中で，これらが有機的に組み合わさり，相互性が豊かになってより上位に進んでいく．

図1に示したように，この樹は「感受」「評価」「審美」の3つの枝を持つ．このすべての枝が均等に実るとは限らない．すべての人が「感受」→「評価」→「審美」の順に発達していくというわけではない．むしろ，「感

受」や「評価」が特化しすぎると，すべてが統合された段階である「審美」には到達しない．みることが，視覚情報のみ，あるいは言語や概念だけにとらわれ，評価することにこだわりすぎ，身体表現が持つ審美性を味わうことを忘れた時，われわれは優れた舞踊を鑑賞する力を失う．舞踊を鑑賞できない者に舞踊の美しさを楽しむことを教えられない．だからこそ，保育を目指す学生には，自ら舞踊を創り踊る営みを通して，舞踊の楽しさを経験するべきである．上手い下手を超えたところに身体表現活動としての舞踊の本質がある．

コラム 言葉，イメージ，動き

ある時，身体表現の授業で「ゆれる」という言葉からいろいろなものを想像して，出てきたものをつないで表現してみようという課題を出した．学生たちは，次々に思い浮かぶ言葉を出して，その言葉をもとに話を作り，それをグループで楽しそうに表現していた．

保育者を目指す学生は，このように与えられた課題から思い浮かぶ言葉をたくさん出す練習をしてみるとよい．そして，出てきた言葉をもとに動きながら多様なイメージを思い浮かべるようにすると思いもかけない面白い作品が生まれてくる．言葉だけで終わらせないで，そこから拡がるイメージと動きが創り出す世界を楽しんでもらいたい．「ゆれる」からは次のような言葉が出された．

幽霊，地震，お花，しっぽ，波，ブランコ，女心，落ち葉，電車，バス，トラック，髪の毛，洗濯物，海藻，心電図，煙，よっぱらい，居眠り，プリン，振り子，協会の鐘，ろうそくの火，貧乏ゆすり，風，ゆりかご，風鈴，音波，海，草原，ワカメ，ロックンロール，サトウキビ畑，ヨット，炎

文　献

ドゥブラーMN 著，松本千代栄訳（1974）舞踊学原論．大修館書店．

猪崎弥生（2006）舞踊教育における「見る」に関する実証的研究．神戸大学総合人間発達研究科博士論文．

猪崎弥生（2012）開かれた身体を求めて．一二三書房．

松本千代栄（1987）身体で表現する，p140．後藤和彦，坂元　昂，高桑康雄，平沢　茂編，メディアで語る．ぎょうせい．

理論編 5

幼稚園教育要領，保育所保育指針，幼保連携型認定こども園教育・保育要領における領域「表現」

本章では，幼稚園教育要領，保育所保育指針ならびに幼保連携型認定こども園教育・保育要領に示される領域「表現」の意味を理解するため，まず「領域」という捉え方を解説し，「5 領域」に関する基本理解をはかりたい．次に，領域「表現」の 3 つの「ねらい」を理解するために，各ねらいについて詳しくみていく．さらに，「内容」と「内容の取扱い」について理解を深めるため，特に平成 29 年 3 月の告示で改訂された箇所を中心に解説する．本章を通して，わが国が認定する幼児教育施設における領域「表現」の意味について，具体的に子どもの姿を浮かべながら，理解を深めてほしい．

1．領域「表現」の位置づけ

乳幼児期に，人は生きる力の根底を成す資質・能力☆1を育む．幼稚園・保育所・幼保連携型認定こども園(以下，これら3施設を併せて，「幼児教育施設」とする）は，子ども達が豊かな生活体験の中で自発的・主体的に環境に関わりながらこれらを培っていけるように，必要な環境を整え，適切な援助・指導を行う．幼稚園教育要領（以下，教育要領），保育所保育指針（以下，保育指針）ならびに幼保連携型認定こども園教育・保育要領（以下，教育・保育要領）では，幼児教育において育みたい資質・能力を幼児の生活する姿から捉えた「ねらい」と，それを達成するために保育者が援助・指導し，子どもが主体的に取り組む「内容」が示されている．そして，乳児では「健やかに伸び伸びと育つ」「身近な人と気持ちが通じ合う」「身近なものと関わり感性が育つ」という3つの視点から，幼児では次の5つの側面（心身の健康に関する領域「健康」，人との関わりに関する領域「人間関係」，身近な環境との関わりに関する領域「環境」，言語の獲得に関する領域「言葉」，感性と表現に関する領域「表現」）から子どもの発達を捉え，各視点および領域において，具体的な「ねらい」と，その目標に沿った「内容」を示している．さらに，これらの「ねらい」および「内容」に基づいた活動全体を通して，年長児の終わりから小学校就学時にかけて，資質・能力が育まれている子どもの具体的な姿として，「幼児期の終わりまでに育ってほしい姿」☆2が示されている．

ここで「領域」という概念は，一人の子どもの育ちの姿を諸側面から多角的に捉えようとする視点であり，小学校以降の「教科」と根本的に異なり，子どもの活動を分類したものではない．したがって，各領域に特化した活動があるわけではなく，領域「表現」の内容も，身体表現，音楽，言語表現，造形などの活動を意味するのではない．日常のあらゆる生活場面・遊び場面において，子ども達は常に何かを感じ，表出したり，表現したりしている．また，子どもの発達は，様々な側面が絡み合って相互に影響を与え合い，一人ひとりの過程を踏みながら進むものである．一人の人間を観る一視点として，領域「表現」があると認識しておこう．

本章では，感性と表現に関する「表現」という側面から子どもの育ちを観た時，この時期の子どもがどのような体験をし，どのような力を養っていくことが望ましいのか，そしてそれを支える環境構成や保育者の援助とはいかなるものかについて，教育要領，保育指針および教育・保育要領に示された内容を詳しくみていく．

☆1：平成29年の改訂では，幼児教育において育みたい資質・能力は，「知識及び技能の基礎」「思考力，判断力，表現力等の基礎」「学びに向かう力，人間性等」という3つの柱によって示され，小学校以降の教育とのつながりが明確にされた．これら3つの資質・能力は明確に分けられるものではなく，相互に循環しながら一体的に育まれるものである．

☆2：これらは「健康な心と体」「自立心」「協同性」「道徳性・規範意識の芽生え」「社会生活との関わり」「思考力の芽生え」「自然との関わり・生命尊重」「数量や図形，標識や文字などへの関心・感覚」「言葉による伝え合い」「豊かな感性と表現」という10の姿として示された．これらは到達目標ではなく，育ちの方向性であり，個別に取り出して指導されるものでもない．これら10の姿を参考に，子どもの遊んでいる姿や生活場面でのエピソードなどを振り返ったり，年長児では小学校教育との接続を意識したりしながら，保育の改善につなげていきたい．

2．領域「表現」のねらい

教育要領第２章「領域『表現』」と，保育指針第２章２節「１歳以上３歳未満児の保育に関わるねらい及び内容」，３節「３歳以上児の保育に関するねらい及び内容」および教育・保育要領第２章２節「満１歳以上満３歳未満の園児の保育に関するねらい及び内容」，３節「満３歳以上の園児の教育及び保育に関するねらい及び内容」をみてみよう☆3．いずれもねらいは３つで，「①身体の諸感覚の経験を豊かにし，様々な感覚を味わう（１歳以上３歳未満児），いろいろなものの美しさなどに対する豊かな感性をもつ（３歳以上児）．②感じたことや考えたことなどを自分なりに表現しようとする（１歳以上３歳未満児），感じたことや考えたことを自分なりに表現して楽しむ（３歳以上児）．③生活や遊びの様々な体験を通して，イメージや感性が豊かになる（１歳以上児３歳未満児），生活の中でイメージを豊かにし，様々な表現を楽しむ．（３歳以上児）」とある．これら３つのねらいが，なぜ乳幼児期に必要なのかを考え，その意味を理解しよう．

☆3：なお，平成29年の3法令の同時改訂により，すべての幼児教育施設において保育・教育の内容や質をそろえていく方向性が確認され，保育・教育の「ねらい」と「内容」については，3法令いずれにおいても同様に記述されている．したがって，本章において3法令から引用する場合は，保育所保育指針における記載箇所を記した．

1）身体の諸感覚の経験を豊かにし，様々な感覚を味わう／いろいろなものの美しさなどに対する豊かな感性を持つ☆4

☆4：（理論編1，p12参照）

子どもは「毎日の生活の中で，身近な周囲の環境と関わりながら，そこに限りない不思議さや面白さなどを見付け，美しさや優しさなどを感じ，心を動かしている．」☆5．ここに「美しさ」と聞いて，私たちは何を連想するだろうか．満開の桜並木，雲一つない澄んだ青空，透き通った緑の新芽…，どれも確かに美しいかもしれないが，実はこれらはすべて視覚的に捉えられたものである．しかし，子ども達にとっての「美しさ」は，視覚的なものだけではなく，五感（視・聴・触・味・嗅）にうったえるもの，例えば，背中にふれる暖かくて柔らかい土，足裏でかさつく落ち葉，降り始めの雨の匂い，鮮やかな赤の甘酸っぱい大好きなイチゴ，窓から入る暖かい日差しと影などであり，これらはすべてからだで感じるものである．

☆5：（保育所保育指針解説，p267）

さらに，子どもにとっての「美しさ」とは，大人による評価や意味づけがなされる以前の世界にあり，いわゆる大人の感覚でいう「美しい」ものだけはなく，多種多様な色や形，硬さや柔らかさ，肌さわり，味，香り，音などで構成されている．こうしてみると，子どもにとっての「美しさ」に対する感性とは，はっとするような出会いの感覚に近い☆6．子どもは，「歩行の開始に伴い，自分で移動できる範囲が広がり，（中略）乳児期よりも更に多様なものに出会い，触れ合うことで，形や色，音，

☆6：レイチェル・カーソン（Rachel L. Carson）はこのような神秘さや不思議さに目をみはる感性を「センス・オブ・ワンダー」と名づけた（カーソン，1996）．

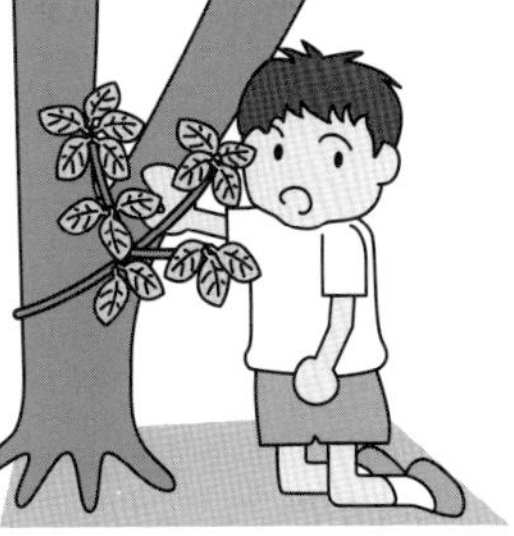

五感で何を感じている？

感触，香りなど，それぞれがもつ性質や特徴を様々な感覚によって捉えるようになる.」[☆7].

☆7：（保育所保育指針解説，p168）

このようにして未知のものや美しいもの，儚いものや偉大なものに出会った時の感激や畏敬の念，憐みや思いやりは，次に「もっと知りたい」「触れてみたい」とその対象への興味・関心を引き起こし，いろいろな物事を思ったり，考えたりすることへとつながる．だからこそ，この時期に豊かな感性を育むことが重要なのである．「子ども達が出会う事実の一つひとつが，やがて知識や知恵を生み出す種子だとしたら，さまざまな情緒や豊かな感受性は，この種子をはぐくむ肥沃な土壌」[☆8]であり，子ども時代はこの土壌を耕す時である.

☆8：（カーソン，1996，p24）

2）感じたことや考えたことなどを自分なりに表現しようとする/感じたことや考えたことを自分なりに表現して楽しむ

乳児期の表現は，まず初めに，からだに表れ出るものである．最も初期の素朴な形は，感じていると同時に表しているような，例えば，お腹を減らして泣きじゃくっている乳児の状態で，空腹を感じると同時に全身でその空腹感を表している．その泣き方は子どもによって異なり，同じ子どもであってもどの程度お腹を減らしているのか，近くに母親がいるのか等によって異なり，常に同じではない．子どもの表現が子どもの性格や発達の過程によっても，その時の状況や気分，環境によっても微妙に異なるのは容易く想像できよう．そして，からだが発するシグナルは身近にいる大人に受け止められ，それに応答する働きかけ（例えばお乳をもらうこと）によって子どもは満足し，全能感を味わうこととなる[☆9].

☆9：ドナルド・ウィニコット（Winnicott, Donald Woods）によると，生まれて間もない乳児は，母子一体感に浸りながら，乳房が欲しい時に与えられ，自分の欲求が母親によって満たされていく時に全能感を感じ，母親の乳房（育児全般に関する技術）が自分の一部であり，自分の支配下にあるという幻想の中に生きているという．そして，これは錯覚（illusion）と名づけられた（ウィニコット，1979）.

続く幼児期の表現も，「極めて直接的で素朴な形で行われることが多い．（中略）自分の表現が他者に対してどのように受け止められるかを予測しないで表現することもある．あるいは，表す内容が，他者には理解しにくく，教師の推察や手助けで友達に伝わったりする場合もあるが，そのような場合にも幼児は，自分の気持ちを表したり，他者に伝えたりすることによって，満足していることが多い.」[☆10]．また，「感じたり，考えたりしたことを身振りや動作，顔の表情や声など自分のからだそのものの動きに託したり，音や形，色などを仲立ちにしたりするなどして，自分なりの方法で表現している.」[☆11]．一人で揺れながら歌を口ずさんでいる，空のコップで飲むしぐさをする，泥だんごを熱心に作っている姿は，すべて子どもの自分なりの表現である．身近な大人をよく観てまねることを楽しむ，生き物や乗り物，風船やボールに「なる」など，「身近に経験した出来事や日常の生活の中で興味あるものなどを題材にして

☆10：（保育所保育指針解説，p267）

☆11：（保育所保育指針解説，p272）

遊ぶ姿がみられる」☆12のも，この時期の子ども特有の姿である．

そして，保育者が子どもの素朴な表現を受容し，遊びの世界を共有すると，子どもの側に，今度は他者へ伝えようとする意識が芽生えてくる．保育者が子どもと共に「かんぱーい」とコップを鳴らして，一緒にゴクゴクと飲むしぐさをすると，そこからごっこ遊びが始まる．そして，表現の手段は発達に伴い豊かに，表現自体も意図や結果への意識が明確になる．例えば，初めは身近な素材を切ったり，色を混ぜて作ったり，段ボールでトンネルを作るにしても，その過程自体がただ楽しかったり，心地よかったりしたのが，こんなものを作ろうと結果を意識して作ろうとし始める．「友達と共通の目的をもって遊びを楽しめるようになってくると，遊びの中での必要性から，子ども自らが形や色にこだわり，工夫して，かいたり，つくったりする姿も見られるようになる．」☆13．音や声を出したり，歌ったり，何かになりきったりといった遊びから，観られることを意識して劇遊びを楽しむようにもなる．年長児の後半期には，「共通の目的に向けて，友達と一緒にそれまでの経験を活かしながら考えを出し合い，工夫して表現することを一層楽しむように」☆14なることが「幼児期の終わりまでに育ってほしい姿」として期待されている．

以上のような発達過程のいずれにおいても☆15，常に子ども一人ひとりの感じ方が違えば表し方も異なる．したがって，自分の感じたことや思ったことを適切に表現できる手段や方法を選ぶことができるように，様々な素材や方法を身近に体験できることが重要である．時には，うまく表現できず，もどかしさや挫折感を味わうこともあるが，そのような経験を通して，周囲の人の中で自己表現するということを学んでいく．「自分なりの表現が他から受け止められる体験を繰り返す中で，安心感や表現の喜びを感じる．」☆16．感じたことや考えたことを友だちや保育者と共有し，表現し合うことを通して，自他を認め合い，充実感を味わい，さらに自己を表現しようという意欲が芽生えるのである．

こうして育まれた充実感や自己肯定感，意欲が，生涯をかけて自分らしく生きていこうとする力の基礎となる．自分らしく生きる，すなわち自己実現という生涯にわたるテーマに，この時期から私たちは取り組み始めるのである．

☆12：（保育所保育指針解説，p175）

☆13：（保育所保育指針解説，p275）

☆14：（保育所保育指針解説，p82）

☆15：大場（1996）は，領域「表現」を「あらわし」の構造として氷山のように捉え，氷山の一番下に「不明瞭な表出的行動」を位置づけ，その上に「表出的行動」「表出的行動から表現的行動に」「大まかな表現的行動」「明確な表現的行動」があると論じている．

☆16：（保育所保育指針解説，p272）

3) 生活や遊びの様々な体験を通して，イメージや感性が豊かになる／生活の中でイメージを豊かにし，様々な表現を楽しむ

日常での直接体験は，種々のイメージ（心象）を豊かにする．そして，「そうしたイメージを蓄積していくことで，目の前にないものも別のも

☆17：（保育所保育指針解説，p168）

☆18：（保育所保育指針解説，p267）

☆19：（保育所保育指針解説，p267）

☆20：（保育所保育指針解説，p270）

ので見立てたり，大人の行動を後でまねて場面や状況を再現したりすることができるようになる.」☆17．さらに，「音楽を聴いたり，絵本を見たり，つくったり，かいたり，歌ったり，音楽や言葉などに合わせて身体を動かしたり…（中略）これらの表現する活動の中で，幼児は内面に蓄えられた様々な事象や情景を思い浮かべ，それらを新しく組み立てながら，想像の世界を楽しんでいる.」☆18．例えば，じょうろに水を入れて花に水をあげるという体験をしたとする．蛇口をひねった時の水が迸るように出てくる音や感触，水かさが増して徐々に重くなるじょうろ，こぼさないように歩く自分のからだのバランス，花に水をそっとあげようとじょうろを傾ける手加減，土にしみこむ水の動き等をこの時子どもは五感で感じとる.

これら種々の瞬間は，子どもの中に，水やじょうろ，花や土のイメージ，さらには自己の身体像を形成させる．五感で感じた経験があるからこそ，そのモノのイメージを蓄積し，たとえそのモノが現前になくとも想像したり，空想したりしながら，多様な手段でそれを表したり，感じたり，考えることができるようになる.

初めは保育者がじょうろで水をあげる姿をじっと見ている子どもも，自分でやってみたいと思うようになり，実際にふれて心ゆくまで関わりを楽しむ．そして，保育室に戻っても，やかんや空き箱をじょうろに見立てて水やりの素振りをしたり，クレヨンでその体験を描いたりする.

また，具体的なモノのイメージだけではなく，例えば，「喜び」や「痛み」のような情動や抽象的なイメージも，「嬉しい」「痛い」といった直接体験を元に形づくられ，それを言葉で他者に伝えるようになる．「自分の気持ちを表すことを楽しんだり，表すことから友達や周囲の事物との関係が生まれることを楽しんだりもする.」☆19．そして，からだを通した体験があるからこそ，他者の喜びや痛みを想像し，共感できるようにもなる.

このような日常の一瞬の積み重ねが，イメージを蓄積させ，「それらが組み合わされて，やがてはいろいろなものを思い浮かべる想像力となり，新しいものをつくり出す力へとつながっていく.」☆20．乳幼児期から多様な体験を通して，イメージを豊かにする意義はここにある．ややもすると感動や発見は，非日常的な情景や出来事にあるように思うかもしれないが，子どもにとってこれらは日常の中にあり，だからこそ大人は普段見過ごしてしまいがちになってしまう．とりたてた特別な活動ばかりが必要なのではなく，まずは日々の生活が大切であることを再認識したい.

3．領域「表現」の内容と保育者の援助

1)「内容」より

次に領域「表現」の「内容」をみてみよう．**表1**はこれらについて，1歳以上3歳未満児と3歳以上児別にまとめたものである．先の3つのねらいを念頭におくと，幼児教育施設で子ども達に保障すべき活動内容は理解しやすい．

表1では，「内容」を大きく2つに捉えて，ひとつは環境や素材，出来事に気づき，味わい，内面にさまざまなイメージを拡げる体験で，もうひとつは，それらイメージを多様な方法で表し，伝えあう体験に大別したが，子どもの場合は特に，感じながら表しているように，これらが明確に分別できない状態であることが多いため，この分類はあくまでも便宜的なものである．しかし，発達と共に，表現的な内容がより多様に展開されていることがおよそわかるだろう．

他にも，子どもの表現には，「言葉，身体による演技，造形などに分

表1 幼稚園教育要領，保育所保育指針，幼保連携型認定こども園教育・保育要領に示される領域「表現」の内容

	1歳以上3歳未満児	3歳以上児
感性，気づき，イメージ	①水，砂，土，紙，粘土など様々な素材に触れて楽しむ． ③生活の中で様々な音，形，色，手触り，動き，味，香りなどに気づいたり，感じたりして楽しむ． ⑤保育士（保育教諭）等からの話や，生活や遊びの中での出来事を通して，イメージを豊かにする．	①生活の中で様々な音，形，色，手触り，動き，などに気づいたり，感じたりするなどして楽しむ． ②生活の中で美しいものや心を動かす出来事に触れ，イメージを豊かにする．
表現，伝え合い	②音楽，リズムやそれに合わせた体の動きを楽しむ． ④歌を歌ったり，簡単な手遊びや全身を使う遊びを楽しんだりする． ⑥生活や遊びの中で，興味のあることや経験したことなどを自分なりに表現する．	③様々な出来事の中で，感動したことを伝え合う楽しさを味わう． ④感じたこと，考えたことなどを音や動きなどで表現したり，自由にかいたり，つくったりする． ⑤いろいろな素材に親しみ，工夫して遊ぶ． ⑥音楽に親しみ，歌を歌ったり，簡単なリズム楽器を使ったりなどする楽しさを味わう． ⑦かいたり，つくったりすることを楽しみ，遊びに使ったり，飾ったりなどする． ⑧自分のイメージを動きや言葉などで表現したり，演じて遊んだりするなどの楽しさを味わう．

化した単独の方法でなされるというより，（中略）それらを取り混ぜた未分化な方法でなされる．」☆21 という特性がある．例えば，歌を歌っているのと同時にからだも弾みリズムを刻んでいる，お話をつぶやきながら絵を描いている．また，内包されるイメージや表現方法が次へ次へと移ろっていくこともよくある．例えば，泥だんごつくりからお寿司屋さんごっこが始まったり，動き回っていたかと思えば次の瞬間には手裏剣をつくり始めたりする．したがって，保育者は，子ども達が多様な素材にふれ，多様な表現手段を選ぶことができるように環境を整えた上で，そのような子どもの未分化な表現を温かく見守り，共感することが大切である．

☆21：（保育所保育指針解説，p272）

さらに，描いたり，作ったり，歌ったり，演じる等の他に，もっと素朴な形での表出や表現的活動が日常の随所に見受けられる．例えば，身動きせずじっと何かを見つめている時に，遊びたくないという想いでいることもあれば，何かに心が動かされていることもある．表現という概念を大きく捉え，日常の小さな表現や子どもが発するシグナルを大切にしたい．

2）「内容の取扱い」より

最後に，領域「表現」における「内容の取扱い」をみてみよう．**表2**はこれらについて，1歳以上3歳未満児と3歳以上児別にまとめたものである．

1歳以上3歳未満児においては，保育者の温かい見守りや受容的な関わりの中で，諦めずに続けること，充実感を味わうこと，自分の気持ちに気づく体験等の必要性が述べられている．これは，平成29年の改訂において「養護」は保育の基本であり，養護と教育を一体的に展開することの必要性が改めて強調されたこととも関連している.その背景には，近年「**社会情動的スキル**☆22」が注目され，乳幼児期に幼児教育施設においても，豊かな生育環境の中で子ども達との強い絆を深め，社会情動的スキルを育む必要性が提唱されていることなどがあるだろう．

☆22：ヘックマン（2015）の研究により注目を浴びた「非認知能力」は経済協力開発機構（OECD）の報告書では「社会情動的スキル」と表され，目標の達成，他者との協同，感情のコントロールなどに関するスキルで構成され，一貫した思考・感情・行動パターンに現れ，フォーマル，インフォーマルな学習経験によって発達し，一生を通じて社会経済的成果に重要な影響を及ぼす個人の能力を意味する（経済協力開発機構，2018）．

3歳以上児では，自然との関わりや身近な環境における気づきや心動かされる体験の重要性が述べられている．ねらいの①や③に関して論じたように，日常的な生活体験や身近な環境の中での子どもの気づきや感動に，保育者自身が気づき，共有できるような感性が求められている．

また，他者の表現にふれることの意味と表現する過程の重要性も述べられている.「初めのうちは，一人一人がそれぞれの見立てを楽しんだり，自分が物語の登場人物になって振る舞うことによって一人で満足したりする姿が多く見られる．同じ場にいながらも，あるいは同じものに触れ

表2 幼稚園教育要領，保育所保育指針，幼保連携型認定こども園教育・保育要領に示される領域「表現」の内容の取扱い

文中の「保育者」および「子ども」は，教育要領では「教師」および「幼児」に，教育・保育要領では「保育教諭」および「園児」と置き換えられているほか，記述内容は同じである．文中の下線は，平成29年3月の改訂において，教育要領ならびに教育・保育要領に加筆された箇所である（保育指針は「内容の取扱い」のすべてが加筆された）．

1歳以上3歳未満児	3歳以上児
①子どもの表現は，遊びや生活の様々な場面で表出されているものであることから，それらを積極的に受け止め，様々な表現の仕方や感性を豊かにする経験となるようにすること． ②子どもが試行錯誤しながら様々な表現を楽しむことや，自分の力でやり遂げる充実感などに気付くよう，温かく見守るとともに，適切に援助を行うようにすること． ③様々な感情の表現等を通じて，子どもが自分の感情や気持ちに気付くようになる時期であることに鑑み，受容的な関わりの中で自信をもって表現をすることや，諦めずに続けた後の達成感等を感じられるような経験が蓄積されるようにすること． ④身近な自然や身の回りの事物に関わる中で，発見や心が動く経験が得られるよう，諸感覚を働かせることを楽しむ遊びや素材を用意するなど保育の環境を整えること．	①豊かな感性は，身近な環境と十分に関わる中で美しいもの，優れたもの，心を動かす出来事などに出会い，そこから得た感動を他の子どもや保育士等と共有し，様々に表現することなどを通して養われるようにすること．<u>その際，風の音や雨の音，身近にある草や花の形や色など自然の中にある音，形，色などに気付くようにすること．</u> ②子ども（幼児期）の自己表現は素朴な形で行われることが多いので，保育士等はそのような表現を受容し，子ども自身の表現しようとする意欲を受け止めて，子どもが生活の中で子どもらしい様々な表現を楽しむことができるようにすること． ③生活経験や発達に応じ，自ら様々な表現を楽しみ，表現する意欲を十分に発揮させることができるように，遊具や用具などを整えたり，<u>様々な素材や表現の仕方に親しんだり，</u>他の子どもの表現に触れられるよう配慮したりし，表現する過程を大切にして自己表現を楽しめるように工夫すること．

ながらも，そこからイメージすることは一人一人異なっている．」☆23．そして，共感する保育者が近くにいることで想いが満たされ，表現し伝えることの楽しさを味わい，徐々に他者とイメージを共有し，一緒に遊ぶことを楽しむようになる．特に5歳児になると，互いの表現を子ども同士で見合うという経験が一層意味深くなる．自分なりの表現が認められる体験は，子どもの中に自己肯定感を培い，他者の表現にふれる体験は，多様性に気づき，他者を尊重するきっかけとなり得る．

子ども達が，他児とのやり取りの中で自分なりに表現するということは，社会の中で人と共に生きていく力の基礎を養っている．当然そのプロセスには，ぶつかりあったり折り合いをつけたり，葛藤や挫折感，充足感や達成感等，様々に湧き起こる感情も共にある．それらを含めて，人と関わりを深め，自他に信頼感を持つという体験は，今日の痛ましい

☆23：（保育所保育指針解説，p276）

事件の多い社会状況を鑑みても，重要であるということがわかるだろう．

また，表現する過程を大切にするということは，保育・教育において即結果を求めず，その過程を重視するのと同じことである．表現においても，完成された作品や結果ではなく，子どもの側からすると，何を感じ，願い，何に興味を持ったのか，どのような工夫をしてイメージを膨らませたのか，友だちや保育者とどのような関わりを持ったのか，保育者の側からすると，子どもの表現に気づき受容できたか，子どもと対話できたか，といった過程が重要である．このことは，領域「表現」が「表現」のみならず「感性」の領域でもあること，「表出」を含めて表現を大きく捉える必要があることからも理解できよう．

各年齢や発達過程に応じて，保育者の関わり方も工夫する必要があるが，子どもの存在をまるごと受容するような保育者の姿勢がまず大切である．この姿勢は，無意識的なからだのしぐさや立ち居振舞いに表れるため，嘘をつけない．保育者として人間として未熟であっても，そのままの自分で心を開き，子どもに向かいたい．そのような保育者のあり方が自由な子どもの表現を促し，互いの表現を受容できる最高の環境となる．

文　献

ヘックマン JJ 著，古草秀子訳（2015）幼児教育の経済学．pp9−44，東洋経済新報社．

カーソン RL 著，上遠恵子訳（1996）センス・オブ・ワンダー．p24，新潮社．

厚生労働省（2017）保育所保育指針．

厚生労働省（2018）保育所保育指針解説．フレーベル館．

文部科学省（2017）幼稚園教育要領．

文部科学省（2018）幼稚園教育要領解説．フレーベル館．

経済協力開発機構（OECD）編著，無藤　隆，秋田喜代美監訳（2018）社会情動的スキル−学びに向かう力−，p52，明石書店．

大場牧夫（1996）表現原論−幼児の「あらわし」と領域「表現」−．pp178−198，萌文書林．

ウィニコット DW 著，橋本雅雄訳（1979）遊ぶことと現実．岩崎学術出版社．

理論編 6

気になる子どもへの関わり

本章では，保育所や幼稚園で「気になる子ども」と呼ばれる子ども達への関わりについて学ぶ．

前半は，気になる子どもの概要とインクルージョン保育における表現活動の意義について理解する．後半は，気になる子どもを育むために，表現の活動で大切にしたいポイントとして，（1）発達の捉え方，（2）笑顔溢れる遊びが基本，（3）関わる喜びの中で，（4）自分と他者を大切に想う心を育む，の 4 つについて考える．

1．気になる子どもの保育

1）気になる子どもとは

気になる子どもという表現は曖昧さを含む概念であり，現在のところ統一した定義はない．何らかの**障害**☆1があるとの医学的診断がないが，その年齢にふさわしい子ども像から逸脱した部分があり，保育を進める上で気になる点があったり，特別な配慮を要していたりする子ども達のことである☆2．

気になる子どもの実態は様々であるが，代表的な特徴としては，次のようなものがあげられる．

①衝動的・暴力的：気に入らないことがあると，突発的に物を投げたり，パニックを起こしたり，泣きわめく．乱暴で咄嗟に手が出る．

②多動・集中困難で落ち着きがない：じっとしていることができずに動き回る．すぐに気が散り，保育者の話や指示を聞くことができず，活動に長い間従事することが困難である．

③固執・切り替えが難しい：ある活動や行為にこだわりを持ち続ける．活動の切り替えができにくい．生活，活動の節目に気づかず集団行動ができない．

④友だちとの関わりが難しい：遊びにスムーズに入れない．自分の思いを相手に伝えることができない．関わりが一方的である．他児に興味を示さない．集団の活動に参加しない．

⑤指示の通りにくさ・指示待ち：生活習慣（着脱衣等）や活動（制作等）に関して，保護者が個別に促さないと取り組まない．

⑥動きのぎこちなさ・不器用さ：動きに極端な不器用さがある．ボタンをはめられない．ボールを上手に投げられない．歩き方がぎこちない．よく転ぶ．

また，障害の診断の有無とは関係なく，このような状態像を示す子どもをすべて気になる子どもと定義づける場合も少なくはない．特に幼少期においては，発達が未分化な時期ゆえに個人差もあり診断がはっきりしないケースや保護者の障害受容の問題など，様々な事情から診断を受けずに過ごすケースも多くあり，診断の有無が必ずしも発達障がい児と気になる子どもとを明確に線引きする基準となり得ないためである．上述したような状態像を示す子ども達の中には，発達障害を抱えている場合もあるだろうし，聴力の弱さなど身体的な問題がある場合もあるし，家庭環境や生活習慣の影響が考えられる可能性もある．全体的な発達において，何かしらのつまずきや困難を抱えている子どもを気になる子どもと呼ぶことができるだろう．

☆1 **障害**：障害の「害」の文字は，「害悪」「公害」「危害」等マイナスのイメージが強く，「障碍」「障がい」「しょうがい」といった別の表記の使用を求める意見があり，以前から様々な議論がある．
本章においては，人を指す場合に限り，「障がい児」「障がい者」と「害」という漢字の使用を避けひらがな表記に統一して使い分ける．その他については，「障害」の表記を用いる．ただし，法令，条例，規則や固有名称等の表記，また，先行研究の引用部については，元の表記をそのままに用いる．

☆2：文部科学省は，2003年3月，「今後の特別支援教育の在り方について（最終報告）」にて，それまでの「特殊教育」から，障害のある児童生徒の教育的ニーズに応じて適切な教育的支援を行う「特別支援教育」への転換を示した．この報告の中間まとめ（2002年10月）では，小，中学校の通常の学級に在籍する児童のうち，6.3％の児童生徒が学習面あるいは行動面において特別な支援を必要としているという調査結果が公表され注目を集めた．一見すると他の子どもと変わらないのに，集団生活になじめない，人間関係がうまく築けない，落ち着きがない，不器用である，こだわりがあるなど，何らかの困難や気になる行動を抱えている子ども達の姿は，それ以前から，幼児教育，保育の分野で，気になる子どもと称されてきた子ども達の姿に通じる特徴でもあった．

保育者には，子どもの気になる行動の原因や要因を探っていくと共に，何に，どのように困っているのか，なぜそのような行動をとるのか，その子どもの内面を読み取ろうとする姿勢が求められる．同時に，障害特性等に関する専門的知識や保護者との連携が必要である．そして，何が原因であっても，保育者や保護者の適切な対応によって子どもの気になる行動は軽減していくと考え具体的に実行していく必要がある．

2）インクルーシブ保育～表現から始めるメリット～

2008年度に報告された厚生労働省の「障害児支援の見直しに関する検討会報告書」の中で，障がい児支援のあり方として，「将来的な在るべき姿として，障害の有無に関わらず，保育所等において一体的に支援を行うことを目指していくべきという意見」[☆3]が示された．幼稚園教育要領，保育所保育指針等の改訂（2018年度施行）においても，すべての子ども達が障害の有無等によって分け隔てられることなく，共に過ごす経験は，相互に人格と個性を尊重し合いながら共生する社会の基盤になるという考えから，障害のある子ども達との交流や共同学習の機会も積極的に設けるようとの方針が示されている．今後一層，気になる子どもを含む障がい児の課題に応じた保育の充実が求められている．

☆3：（厚生労働省，2008）

障がい児保育の形態を巡っては，従来からのシステムは，統合保育（インテグレーション）と呼ばれるものとなる．この理念では，まず，障がい児と健常児を分離して捉え，その上で，障がい児が保育所や幼稚園で健常児と一緒に生活するという形態である．しかし，個別のニーズに対応できる環境が整っていない場合も多いため，結局は，同じ園の中でも障がい児と他の子どもが一緒に活動する時間は一部分，またはほとんどないといった実態も指摘されてきた．

そのような統合保育の一歩先の考え方として，今後は，インクルーシブ保育（包括的保育）が浸透していくだろう．これは，障害の有無に関わらず，すべての子ども達がお互いを分け隔てなく包み込む（include）状態で保育を目指すものである．多様な特性や特別なニーズを持った子ども達を尊重するために，教材・教具，保育方法，施設・設備，人的配置等を工夫し充実させ，多様な子ども達が共に育ち合えるような環境づくりを目指すものである．つまり，インクルーシブ保育は，まずすべての子ども達を様々な違いや特性のある存在として捉え，一人ひとりのニーズに寄り添いながら「共に生きる」体験を得るシステムづくりを目指すものである．気になる子どもが「気にならなくなる」保育であるともいえるだろう．

集団生活の場である保育所・幼稚園における気になる子どもの保育実

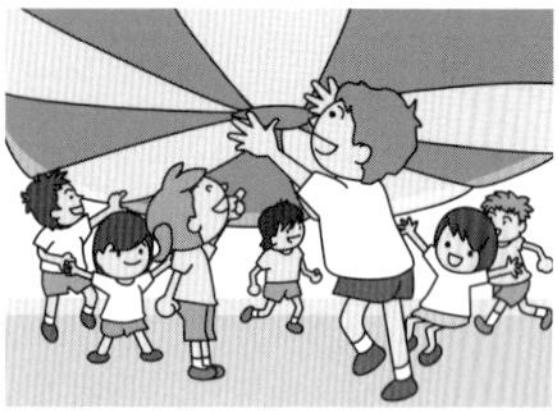

パラシュートの下で，みんな一緒に

践は，子どもの能力向上や問題行動の改善という側面だけではなく，子どもの成長という保育的な視点からその取り組みが行われるべきである．したがって，気になる子どもが「気にならなくなる」ためには，共同体としての集団やクラス全体の変容も必要である．つまり，保育者には，気になる子どもを一方的に改善しようとするのではなく，気になる子どもを取り巻く環境や他児・保育者と関わり，集団の関係性を見直し，日々の保育活動全体を変えていこうとする発想が求められる．

そもそも，子ども達の自由で豊かな表現が生まれる保育の場とは，許容的でかつ活気に満ちた場である．子どもは安心感を持って場にからだを投げ出し他者と交わることで，自分自身や仲間の個性を見出し認め合うことができるのである．そして，活動から得た「一体感」や「通じ合える喜び」が，もっと「伝え合いたい」「関わり合いたい」というさらなる表現の欲求を生むのだろう．

すなわち，インクルーシブ保育を表現の活動から始めるメリットは，一人ひとりのからだ，一人ひとりの表現を大切に受け止め，「私はここに居ます」の自己表現を尊重する中で，「みんな違ってみんないい」を実感することができることにある．そして同時に，身体の共振や一体感を得て，表現を分かち合い共有する体験を無理なく積み重ね，「みんなと一緒がうれしい」を素直に実感できることにもある．インクルーシブ保育における表現活動は，個人の心身の発達を促進しながら，交流や相互交渉をもとに共に創り上げ，社会における共生・共創の縮図的体験を提供していくことができるだろう．

2．気になる子どもを育む～表現の活動で大切にしたいポイント～

1）発達の捉え方

(1) 発達の主体としての子ども

これまでの障がい児支援においては，子どもの能力を平均的な発達の指標と照らし合わせて発達の「遅れ」を捉え，いかにすればその「遅れ」を取り戻すことができるかという，「発達促進」の支援が主流であった．鯨岡（2002）は，障がい児の教育や療育の場が，一方的な「能力向上」や「障害の軽減」を目指して，「ひたすら『できること』を追い求め，ひたすら『させる』働きかけ」をして発達促進を目指している実態を嘆いている．「教え込んで力をつける」ことに傾いてしまった場の歪みは，子どもの主体性をそぎ落とし，自信に乏しく，意欲を欠き，楽しむことを知らずに「させられる」ことだけ黙々とする生き方につながってしまうと危惧している．短期的な成果に目が奪われやすい昨今の療育や教育の現場では，「させる」ことを強いる働きかけに偏りがちで，残念ながらそれでは主体性を育むことが困難な状況にあるといえるだろう．

気になる子どもの発達支援においては，発達の主体は子ども自身であるという視点に立って，「子どもは『なすこと』によって，『自分の力』で学ぶ」という考え方，子どもの発達は子どものために配慮された状況の中での「経験」によってもたらされるものだという捉え方を根底に持つことが重要である．

(2) 発達の全体性

気になる子どもが抱える困難さには，身体運動や認知，そして，コミュニケーションや社会適応の困難さから生じる情緒や社会性の問題などいくつかの側面がある．しかし，ともすれば支援者は，これらの問題が相互に影響する関係であることを見失い，部分的で対処療法的な支援に陥ってしまう傾向がある．

例えば，机上の読み書き計算に困難を示す子どもに問題に対して，一般的に実施されているドリル的な学習法は有効な手立ての一つではあるが，それだけで子どもが抱える課題の本質的な改善につながらない．そのような子どもの中には，**身体図式**☆4 や視覚と手指の動きの協応性の発達に遅れがある場合や，椅子に座っての安定姿勢を保持する筋力が弱かったり，からだの支え方がわからなかったりして困っている場合がある．そのような子ども達に対しては，ドリル学習だけでは不十分で，身体運動を軸とした活動が必須になってくる．

また，運動面の遅れに力点を置いた指導では，基本的な感覚処理や運動能力を高める効果はあっても，そうした指導がマンツーマンの訓練的な取り組みになってしまえば，自己実現に向けたさらなる意欲や主体的な育ちを支えることができないのである．

気になる子どもの支援においては，身体活動を軸とした集団遊びにおいて，「からだ（身体運動）・あたま（認知）・こころ（情緒・社会性）」の全面的な発達を支えることが重要である．一人ひとりが大切にされる環境の中で意欲や自信を高め，他者への興味や集団生活に必要な自己コントロールの力が育ち，情緒や社会性の発達が促進されていくことが望まれる．

(3) 発達の個別性と連続性

子どもが主体的に学ぶためには，子どもが挑戦したいと感じる課題が必要であり，そのためには，一人ひとりの発達に適した活動が提示される必要がある．子どもが自ら「～したい」と感じて学ぶことができる課題は，子どもにとって努力が必要なものであり，簡単すぎても難しすぎても適さない．最も適した課題を提示するためには，一人ひとりの発達

☆4 **身体図式（ボディ・シェマ）**：人や物にぶつからずに目的地へ移動したり，自分とおもちゃの位置関係を目で測って手を伸ばしたりするためには，対象物の位置関係を把握する力が必要になる．そのためには，身体図式（ボディ・シェマ）が形成されている必要がある．
身体図式には，身体の左右性やラテラリティ（優位性），方向性に関する能力も含まれる．移動したり，姿勢を確保したり，物体を操作したりする活動や，利き手や位置関係を意識した運動，バランス運動に関わる体験を通して，身体図式が形成されていく．

の様相を詳しく把握する必要がある．

人間の発達は，そのスピードや程度に個人差があるが，一定の決まった順序や方向性を持って進行していくことが明らかになっている．保育者は，発達は連続的であり，共通の段階を踏んでいくという事実をより詳しく知り，子ども達の支援に活用していくために，子どもの発達段階を正しく把握する力が求められる．

現在，発達障がい児の早期発見を目指し，保育所・幼稚園で活用できるアセスメントの開発が進んでいる．それらの活用においても，子どもをラベリングするためではなく，一人ひとりの全体的な発達の様相をより細かに把握し，主体的な育ちの促進に最も適する環境を提示するために活用するという構えを忘れずにいたい．一人ひとりの子どもの実生活や特性を無視して，標準的な発達段階の基準から想定されるゴールをめざす，「マイナスを埋めようとするアプローチ」ではなく，子ども一人ひとりを尊重し，子どもの主体的な育ちを支えるために，発達理論に基づいた具体的なアプローチが求められている．

2）笑顔溢れる遊びが基本

(1) 遊びと発達支援

保育所・幼稚園での子ども達の生活の中心は遊びである．遊びは子どもに「快」をもたらす活動であり，あらゆる側面の発達を刺激し人間全体の発達を支える．しかし，障がい児の発達支援において遊びを活用しようと考える場合，目標を達成するためにどう役立つのかという視点から取り組まれることがもっぱらである．例えば，外遊びで体力が高まる，集団遊びで対人スキルが向上する，伝承遊びで器用さが得られる等，これらの見方は大人の価値観に基づくものである．本来，子ども自身は遊びたいから遊ぶのであって，その結果として体力が高まったり社会性が育ったりすると考えるべきである．

気になる子どもの関わりにおいて，保育者は，表現活動から受ける発達的利益について十分に理解する必要がある．しかし同時に，子どもが喜びや楽しみを感じ主体的に参加する，遊びとしての表現活動の本質や意義を見失ってはいけない．遊びのもたらす結果と目的の関係を取り違え，拙速に発達支援の成果を求める態度は慎む必要があるだろう．

(2) ストレングス☆5を活かす

その子にとって何が遊びになり得るのかを見きわめるためには，子どもの発達段階の様相を踏まえながら，その子の得意（強さ）－不得意（弱さ），好き－嫌いといった「特性や好み」を理解することが不可欠である．一人ひとりの得意なこと・好きなこと（ストレングス）をどんどん伸ば

☆5ストレングス（strength）：能力，技能，性格，嗜好，関心，意欲など，その人が持っている肯定的な側面，あらゆる強み．問題解決力，適応能力，生活の質や自主性を高める支援に活用できる長所．

し，それらを活かして活動を発展させることで全体的な力が向上し，結果的に苦手で弱い面，未発達な部分の支援にもつながるという捉え方を大切にしたい．

従来，障がい児支援においては，子どもの短所を浮き上がらせ弱点を克服する訓練的な活動が多かったが，子どもは自分が得意なこと，好きなことを活かした遊びならば，自発的に楽しく取り組む．全力で没頭し，集中力も持続する．気になる子どもの支援においては，特に「～させる」のではなく，「～したい」を引き出すアプローチを基本とし，子どもが「楽しい」と感じ，活動に喜んで参加し没頭することを重視したい．表現の活動では笑顔溢れる遊びを基軸にした支援が可能であり，今後さらに大きな期待が寄せられるだろう．

3）関わる喜びの中で

（1）モノとの関わりをアレンジする

例えば，目の前に風船が出てくれば，ついつい手を伸ばしてしまうように，私たちは，自分を取り巻く環境から様々な情報を獲得して，同時に環境に対して積極的に自らを発信して関わっている．様々な遊具，小道具などのモノを活用して，子どもが自ら「動きたい」「触りたい」「関わりたい」と思う機会を提供し，モノとの対話の中で子どもの表現の拡大を図ること可能である．

特に気になる子どもの支援においては，このような様々なモノとの相互的な関わりを丁寧にアレンジして，子どもの創造性を刺激する姿勢が重要である．フープとからだとの関係から生まれる姿勢を体験したり，椅子を使っていろいろなバランスポーズをとってみたり，モノとの関係において，「何ができるかな」と考えるところから，動きの探求が始まるだろう．そして，モノを何かに見立てたり，モノを用いて何かを表現したりする活動に発展していく．モノを介して他者と表現を共有し，つながることも可能となる．

（2）「共に居る」ことから

一人ひとりの発達に合わせた個別の対応と同時に，様々な発達段階の子どもが共に活動する中で学ぶことも重要である．しかし，気になる子どもの中には，他者との協力作業や集団活動に困難を示す子どもが多い．その理由としては，例えば，様々な刺激に過敏に反応してしまう子どももいるし，また，予測できない出来事に対して不安になってしまう子どももいる．そうした子ども達に受容的で安心感のある環境を用意することで，彼らが自ら関わりたいと思って参加し，他者と共に場を共有することを可能にするだろう．

集団活動への参加を「共に居る」段階からゆっくりと捉えることが大切である．たとえ部屋の片隅でも，少し離れていたとしても，その子が集団の活動を見たり聞いたりして感じ取ることのできる場に居たのならば，それだけで意味がある．場に居ること自体がまず集団活動への参加であり重要な経験であると考え，その機会を丁寧に提供したい．

子ども達は周囲の子の動きを見ているだけで新しい刺激を受ける．保育者の優しい歌声で安心したり，豊かな身体表現を見て意欲を駆り立てられたりするだろう．子ども達の拍手や声援は互いに勇気を与え，誰かの笑顔が違う誰かの笑顔を誘う．私たちはそこに「居る」だけで，お互いにとって環境であり，影響を与え合っている存在なのである．とりわけ，保育者は，子どもにとって最も影響力のある環境であり，子ども達が自ら積極的に，幸せに学ぶための重要な「モデル」となる．保育者自身がその事実に気づき，意識を高め続けることが重要である．

(3) 関わりの中で関わりたいという欲求を育む

これまで，気になる子どもの問題行動の実態を「固定的」に捉え，コミュニケーションスキルをドリル学習で教えることや，社会適応に向けて「特異」と見なされる部分だけを直接的に取り除くための対症療法的なアプローチに力点が置かれてきた．しかし，社会的な状況から切り離した状態で，社会性を形成しようとすることは，水の外で泳ぐ動作をさせながら泳ぎ方を教えるのと同じようなもので，コミュニケーションスキルを教えることだけに重点を置くと，スキルの獲得が最終的な目標になり，社会的な関係を築くことへの重要性が薄れてしまうのではないかと懸念される．

表現の活動におけるコミュニケーション支援は，そのスキルだけを取り出して直接的に指導する方法ではなく，相互的で相補的な他者関係の体験の積み重ねを通した実践を可能とする．子ども達は，楽しい表現活動の中で，他者に作用したり他者と合わせて動いたりする経験を通して，結果的に他者とのやりとりの方法を理解したり，問題行動とされる行為パターンの修正を行ったりする．気になる子どもが孤独感や疎外感を抱くことなく，自ら発信したコミュニケーション行為が他者からの受容される経験を積み重ねることはとても重要である．身体表現におけるやりとりを通して，他者と関わることは楽しいことなんだ，必要なことなんだという実感を深めていくことが，結果として社会的スキルを身につけさせるだけでなく，他者と関わることに対する「欲求」や「自信」を芽生えさせ，将来に通じる社会適応力を高めていくことになる．

4) 自分と他者を大切に想う心を育む

(1) 達成体験と適度な課題～スモールステップで～

気になる子どもは，多くの失敗経験や周囲の無理解から劣等感を抱くことが多いために自己効力感を低下させやすい．自己効力感☆6を高める最も強力な要因として，「達成体験」がある．達成体験とは，ある問題や課題を自分がクリアすることができたと感じることや，それまでできなかったことを「できた」と感じることである．逆に言えば，提示された課題に取り組むための発達が十分でない場合，自己効力感にマイナスの影響が及ぼされる可能性が高くなる．

☆6 自己効力感（Self-efficacy）：「自分はそれができる」という期待や自信のことであり，自分自身を「価値ある存在として捉える」ための重要な要素．

そのために，取り組む課題の難易度が重要になってくる．適度の難易度を持ち，なおかつある程度成功経験が得やすい課題が必要となる．いくら周りが達成を認め賞賛しても，本人が満足できなければ意味がなく，現在の自分が努力することで達成できる「身近な目標」を設定させることが必要である．そして，それが達成できたならば次に達成する「中くらいの目標」，そして「遠い目標」とステップアップさせていく．

また，気になる子どもは，様々な環境からの影響を敏感に受ける傾向があり，時と場合によって，臆病であったり大胆であったりする．保育者は，一人ひとりにとって何が発達的に適切な挑戦であるかを理解することに努めると同時に，子どもを取り巻く状況に応じて，その困難度に応じて順序づけたスモールステップをいくつも準備して提示できる力が求められる．

(2) 自己決定・自己表現の力を育む

気になる子どもは，日々の生活の中で，失敗経験を重ねてしまいがちで，「どうせやっても自分ではできないから」と意欲や自信をなくし，能力を発揮することを怖がったり嫌がったりして，指示待ちになる傾向が見られる．それが，表面的な問題行動の減少ゆえに，「社会的な適応」という形で評価されてしまうことの怖さもある．子どもが自ら目標を持ち，主体的にやってみようという意欲を育て，自分で判断して自分で決める体験を積み，自己決定力を養っていくための取り組みがもっと重視されるべきである．

自由度の高い創造的な表現活動の中で楽しみながら，子どもが自分で選んだり，決定したりして，自らの力で表現を創っていく体験，そしてそれらを分かち合い認め合う体験を重視するとよいだろう．そのためには，答えが一つでない表現活動の要素を活かして，「別のやり方でやってごらん」「他にはどんな表現があるかな」等の言葉かけによって，多様な表現を引き出す工夫が効果的である．

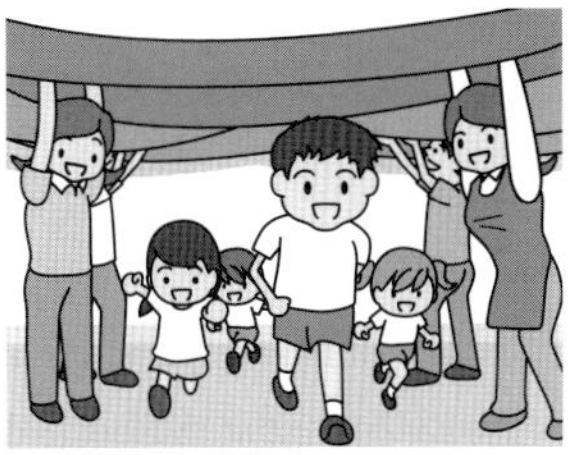
みんなで風になって，スカーフトンネルを走り抜けよう！

また，一つひとつの動きが単なる動作だけで終わり，空っぽなものにならないように，イメージを刺激することが大切である．表現の活動においては，ただジャンプをするだけでも，カエルやウサギになったり心情の表現であったりと様々に展開することができる．「水をこぼさないように水差しを運ぶ」「小鳥のひなを巣に返してあげる」等の設定を提示したり，様々な風のイメージで動いた後に「どんな風になるのか」自分で決めて表現するような活動に発展させたりすることができる．

直接的な言葉以外にも，魅力的な音や絵本や物語，生活に根ざした様々な場面設定やストーリーを共有することで，イメージに直結した動きを引き出し，一人ひとりの表現を分かち合うことが可能となる．

(3)「競争」ではなく「共創」の場づくりを

自分の能力や達成可能性に対して，他者からの肯定的な言葉，拍手や笑顔などの働きかけを介して，励ましや賞賛などを得ることは重要である．特に，自分がしたことを振り返ることや他者から承認されていることに気づくことが難しい子ども達には，わかりやすく具体的で肯定的な働きかけを示す必要がある．

また，肯定的ストロークを可能にするための具体的な方法として，「競争の排除」がある．体育やスポーツの分野には，健全な競争のための機会が当然のように設定されているが，競争においては，勝ちと負けが有能さを測る基準になり，そこには必ず負けて失敗する子どもを生み出すこととなる．気になる子どもを含む活動においては，表現の要素を最大限に活用することで，競争場面を極力少なくして活動を展開するとよい．例えば，共に動いたり役割を交替したりして，共に創る体験の中で子ども達が自然と互いを認め合う過程を重視したい．

文　献

本郷一夫編著（2006）保育の場における『気になる』子どもの理解と対応．ブレーン出版．

小林芳文，大橋さつき，飯村敦子編著（2014）発達障がい児の育成・支援とムーブメント教育．大修館書店．

厚生労働省（2008）障害児支援の見直しに関する検討会報告書．

鯨岡　峻編著（2002）＜共に生きる場＞の発達臨床．pp1‒28，ミネルヴァ書房．

小川英彦，新井英靖，高橋浩平ほか編（2011）気になる幼児の保育と遊び・生活づくり．黎明書房．

実践編

1 経験を豊かにする

発達段階にある子どもにとって，五感を使って経験することはすべて情緒の発達につながる．特に，きれいなものや音に感動したり，意外なできごとに驚いたり，いい香りや気持ちのよい感触を味わうなどの，「気づき」や「快」感情の経験は，豊かな表現を引き出す第一歩となる．保育者は，子どものそうした「気づき」を尊重し，共感し，寄り添いながら，子どもの想像を膨らませ，個性的な創造を促す役割を担っていると言える．子ども達が今，何を感じているか，何に心を動かされているのかを敏感に察知しながら，より全身体的な体験ができる活動を展開させる必要があるだろう．

本書のタイトルにもある「からだで感じる」とは，全身の諸感覚を存分に働かせて，世界の新鮮さを体感することであると解釈できる．本章では，子どもが多種多様な出来事を経験できる活動の意義および内容の工夫について取り上げる．

☆1：（理論編1，p2参照）

☆2 **感受性**：「感受性」と「感覚」は密接に関係している．感覚または体感は，からだの外と内に向けて張り巡らされているセンサーのネットワークである．体感は，外からの情報を受ける外受容感覚（五感のほか，圧覚，温冷覚），自己の内側から受ける内受容感覚（内臓感覚），体性感覚（触覚，運動感覚，位置感覚）などの，10のグループに分けられる．

1．見て，聞いて，触って，感じる☆1

子どもの自由な表現の発端は，「感じること」にある．諸感覚を通じた多様な経験が原動力となって，子どもは自らを取り巻く環境へ働きかけていくのである．このような子どもの「感じる力」を磨くために，全身の感覚に訴えかけるような，「気づき」や「感動」にあふれた活動が求められよう．五感が刺激される経験を重ねることで，深い**感受性**☆2が養われ，子どもの心の中のイメージが拡がると言える．

1）視　覚

普段見ているはずの自然物や環境などの小さな変化に注目して見ることで，見方を変えれば新たに見えるものがあるということに気づくことができる．例えば，今日の電車の色が違う，昨日よりもつぼみがふくらんでいる，保育者の服が半袖になったなど，大人にはとても小さなことでも，子どもにとっては大きな発見となることがある．また，下から見上げてみたり，足の間からのぞいてみたり，うつぶせになってのぞきこんでみたりと，からだの向きを変えてみることで，いつもの風景が違う見え方になることも，重要な気づきとなる．季節感や色彩を意識した園環境の工夫や，子どもへの言葉かけによって，「見る」ことから新たな気づきの獲得を促すことができる．

2）聴　覚

子どもの身の周りは様々な音であふれている．しかし，微細な音の変化を察知したり，自ら音を鳴らしたり，音楽を奏でるという経験は，大人の支援によってより深まるものである．自分の働きかけによって音が鳴るということの発見，聴いたことのない音への気づき，音の高低や流れへの感受性などが磨かれることで，聴いた音からの表現，また音や音楽による表現へつなげることができるだろう．

3）触　覚

手で触ってみた感触は，視覚情報から予想できるものもあれば，意外な驚きを与えてくれるものもある．例えば，砂場の砂などは，表面はさらさらしているのに，掘ってみると湿ってひんやりしていることがある．温度差や手にまとわりつく感触などは実際に触ってみなければわからないものであり，保育者が「気づき」を促すことでより明確な発見となる．そのような経験を繰り返すことで，視覚情報と触覚とが対応するようになり，物そのものへの理解も深まると言えよう．また，友だちや保育者の手，動植物に触れた時の独特の感触や温度は，生の関わりが希薄になりつつある子どもにとって，重要な刺激となり得ると考えられる．

4）嗅 覚

自然との関わりが減ることによって，子どもが経験できる匂いは限られてしまう．屋外遊びの際には，草花の匂いや，風の匂い，季節によって匂いが変化することなどに気づかせたいものである．また，粘土や絵の具などの素材の匂い，倉庫の匂い，食べ物の匂いなど，特徴的な匂いには積極的に言葉をかけ，気づかせるようにしてもよいだろう．さらに，手を洗った時のせっけんの匂いに対し，「いいにおいだね」と声をかけることで，清潔にすることと「快」の感覚がつながることも期待できる．

5）味 覚

食事時に「美味しい」と感じることは明確な「快」の感覚である．どのように「美味しい」のか，甘いのか，酸っぱいのかなど味覚刺激への理解によって，味覚の「気づく」「わかる」が導き出されることだろう．また，水の味や空気の味など，微妙な味の変化に意識を向けることで，自然物や食物への興味・関心が高まると言え，保育者にはそうした「気づき」を促す工夫も求められる．

以上のように，保育者は，五感がより刺激されるような環境づくり☆3や，「気づき」を促すような言葉かけが求められよう．しかし，大人としての感覚を強要しないように注意する必要がある．例えば，猫の鳴き声が大人にとっては「ニャーニャー」と聞こえていたとしても，子どもにとっても同じように聞こえているだろうか．「音」が聞こえた時，場合によっては「どんな音かな」と問いかけ，子ども独自の表現を引き出す工夫が必要になってくる．

子どもの自由な表現に気づき，受けとめる存在として，保育者自身も五感を研ぎ澄まし，豊かな感性を持ち続けながら，柔軟な姿勢で子どもに寄り添いたい．

☆3：外部から与えられる刺激が少ないと，感情が動く機会も少なくなる．また，同じ刺激ばかり与えられていても，感性は働かなくなるだろう．子どもの好奇心を尊重し，新しい刺激となり得るものを，保育者が子どもの視点で探せるとよい．

2．周りの人やものとの関わり

豊富な全身体的経験を供給するために，保育者は多面的なアプローチをする必要があるだろう．子どもが生き生きと感性を働かせ，自然と自己表現が生まれてくるような環境づくり☆4に向け，工夫する事項をあげる．

☆4：自分以外の事物や他者との関わりを多く持つことは，コミュニケーション能力や適応能力を伸ばすだけでなく，自己への認識を高めていくことにつながるだろう．

1）様々な素材

発達段階および活動内容に合わせ，多様な素材に触れさせることは，諸感覚を刺激し，「気づき」を誘発する重要な経験となる．色彩や感触，音の異なる素材を複数用意し，造形遊びや表現遊びに活用することで，子どもの五感はおのずと刺激される．ボールなど動きのあるもの，新聞など可塑性のあるもの，多様な色彩を持つものなどが有効である（シャボン玉，風船，ボール，新聞，ブロック，石，砂，粘土，絵の具，布，ビニール，積み木など）．

2）自　然

自然物は季節によって変化するため，触れさせる際は温度や色，感触に注目するようにしたい．年齢に応じ，水の変化（雲，雨，氷，雪）などにも目が向き，理解が深まるとよい（水，氷，土，風，日光，雨，花，芝生，木，落ち葉，枯れ枝など）．

3）環　境☆5

家と園だけでなく，普段は行かないような場所へ行くことは，子どもにとって刺激にあふれる体験である．公園への散歩はもちろんであるが，違う道を通って散歩に行く，プールなどの施設を利用する，電車に乗るなどの経験の中で，何を発見するのか，好奇心旺盛な子ども達の発言に注意したい．また，消防署や交番の前，高い建物の前を通ることで，乗り物や建築物への興味を高めることもできるだろう（公園，プール，河原，電車，バス，救急車，消防車，パトカーなど）．

4）生き物

子どもは動物に高い関心を示す．身近な昆虫や犬，猫，鳥などは表現の題材にもなりやすく，普段から積極的に観察するとよいだろう（ちょうちょ，とんぼ，アリ，クモ，バッタ，犬，猫，ウサギ，鳥など）．

3．感性を豊かにする

幼児教育の場において，前述した「感じる」力，言い換えれば子どもの「感性」☆6を，豊かにしていくことこそ，表現活動の第一歩であると言える．

このことについて，柴は，「認識の力は理性ではなく，感性から生まれるのである」☆7，人間にとって「感性」が必要不可欠であると述べている☆8．

☆5：環境の変化は「場」の変化を意味し，視覚的な刺激はもちろんのこと，嗅覚や聴覚など，新鮮かつ多様な刺激を得られる絶好の機会である．季節ごとにふさわしい場を選び，園外ならではの新しい出会いを期待したい．

☆6：小林（1990）によれば，ものごとを深く見る（見抜く）力というのは，「理性」ではなく「感性」であるとされる．

☆7：（柴，1993，p40）

☆8：柴（1993）によれば，知的好奇心（もっと知りたい）や運動好奇心（もっとできるようになりたい）などの，「もっと～したい」という欲求がある内は，感性は退化することはないとされる．子どもが「もっとやってみたい」「もっと試してみたい」「もっと上手になりたい」と感じることができる環境を整え，多様な活動を展開する必要がある．

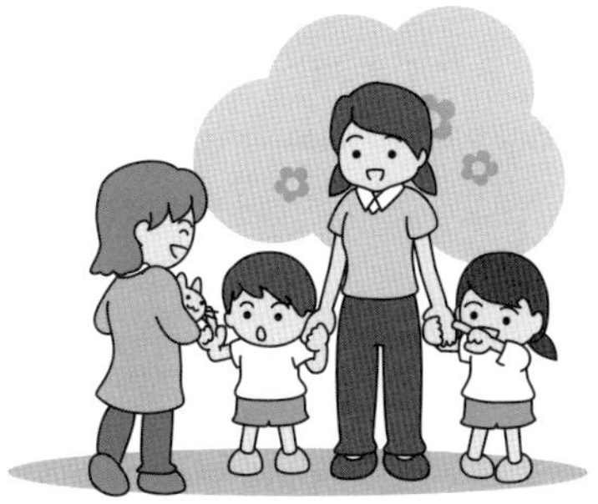

自然の中でいろいろなものを観察する

「感性」には五感などの諸感覚機能による「感覚」，それを受け止める「感受性」，そして直感的に判断する「感情」といった働きが含まれている☆9．例えば，泣いている子どもの様子は視覚や聴覚などの「感覚」によって知り得るが，泣いている理由を知るのは「感受性」の働きによるのである．したがって，表現が成立するということは，その表現を受け止める側の感受性によるものであると言える．園の庭に花が咲いているということ自体は，「感覚」によって知ることができる．しかしその花の花びらの色や，先週よりも花の数が増えていることに「気づく」ためには，「感受性」が育っている必要がある．

普段見過ごしているものにある日突然「気づく」時，その事物は新鮮な輝きを持って子どもに受け止められることだろう．経験や知識が少ない子どもにとっては，環境から投げかけられるすべてが新鮮な刺激であり，一つひとつが大切な「気づき」となるのである．

今日の社会では，様々なメディアが浸透し，特に映像から情報を得る機会が増大している．このことは，生身のからだを通した直接的な経験が減少したことを意味している．保育現場においても同様であることが指摘されており☆10，子どもが多様な物事を全身で受け止めることができる環境づくりが求められよう．全身の諸感覚が多くのことを受け止めることで，身体的な経験が豊かになり，小さなことにも気づくことができる「感性」が育つと言える．

柴（1993）は心とからだが区別されない「心身一如」☆11としてのからだを「まるごとのからだ」としている．発達段階にある子どもは，心の働きと身体活動が相互に作用しあいながら成長していく．子どもの「まるごとのからだ」が，多面的な経験を積んでいけることで，感性が磨かれるのである．保育者は子どもが受け止めている事象を子どもの目線で理解し，感性に訴えかける様々な活動を展開することが望ましいだろう．

☆9：（理論編1，p12参照）

☆10：（小林，2006，p3，pp14−15）

☆11：「『心身一如』という表現は，心と身体において見出される二元的で両義的な関係が解消し，両義性が克服され，そこから意識にとって新しい展望−ひらかれた地平ともいえるような−がみえてくることを意味する．心身一如とは，たとえば舞台でわれを忘れて舞っている達人の演技のように，心と身体の動きの間に一分のすきもない昂揚した状態である.」（湯浅，1990，pp24−25）

実践例1 見て，触って

子どもにとって，身の周りには初めて触れるものであふれている．まずは，様々な感触を持つ素材をじっくり見て，触ってみることで，視覚と触覚を統合する経験を持つことができる．その時感じたイメージを大切にしながら，表現活動へつなげていくことで，感じたことをアウトプットする経験の一歩となるだろう．

ねらいと内容

見た感じ，触った感じのイメージを膨らませ，からだ全体で素材を表現する楽しさを知る．また，多様な質感の素材を取り上げることで，表現意欲を高め，様々な動きを引き出すことへつなげたい．

対象年齢：1～2 歳
人　数　：10 人程度（保育者 1 人の場合は，5 人くらいまで）
準備するもの・環境の構成：
- 触感，質感が異なるいくつかの素材→一つの箱や袋に入れておく
  ※子ども達がすでに遊んだことのある（触れたことがある）もの（風船，ブロック，砂，布，ビニール，積み木，スライムなど）
  ※子どもが好む「触感」の例：つるつる，さらさら，ざらざら，ぬるぬる，ごつごつ，ふわふわ，ころころ
- 障害物のない広い空間を用意する

遊び方

1. 遊んだことのある素材を子どもの前で一つ取り出し，問いかける．
「みんなが知ってるこれ，触ったらどんな感じがするかな？」「さわってごらん」「よく見てみて」
例）石：「ごつごつしている」「つめたいね」「かたいね」など
例）風船：「これ，ふーってふいたらどんな風になるのかな？」「先生が空気を入れるから見ててね」
2. 子どもの前で素材を動かし，素材の変化を見せると共に，素材から出る音を聞かせるようにする．
例）ボールを転がしたり跳ねさせたりする：「コロコロ転がるね」「ボールがジャンプするよ」
例）ビニール袋をこすり合わせて音を出したり，空気を含ませて形

を変えたりする.

例）新聞紙や布を風になびかせてふわっと広げる．あるいはくしゃくしゃにして小さく丸める.

3. 可能であれば素材を見せながら，その素材になりきることを促す．動きのある素材は実際に動かし、子どもに動きの様子を見せて模倣しやすくしてもよい.

「これからみんなで○○に変身するよ．どんな○○になるかな？」

「風船になったみんな，ふわふわしてるよ，ふわっ，ふわっ.」

「かたーい石になってみよう．カチンコチンだよ」

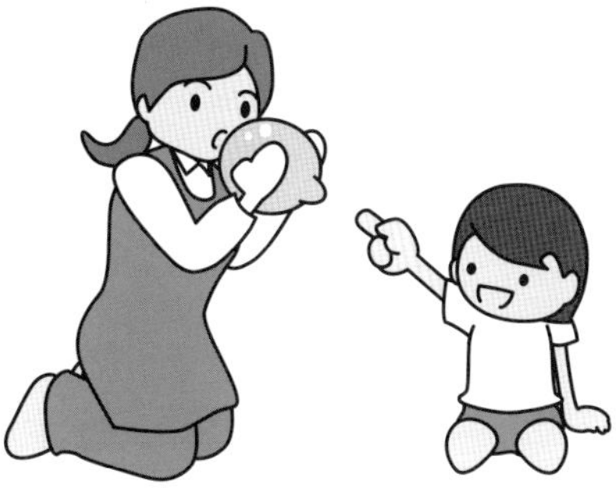

見て，触って

指導上の留意点

・子ども達が普段親しんでいる素材，触ったことのある素材を選択する.

・一人ひとりが自由に動けるスペースを確保する.

・必要に応じてオノマトペ（擬音語・擬態語）☆12 を活用し，子どものイメージを引き出すようにする.

☆12：(実践編2，p82参照)

発展・応用

・動きに条件を加え，多様な動きを経験できるように促す.

「もっと小さな石に変身してみよう」「もっと高いところまでふわっ」

・子ども達一人ひとりの動きに注目し，積極的にほめる．また，友だちの動きのまねっこを促すことで，表現の認め合いや模倣の連鎖が生じる.

「Aちゃんの風船，素敵ね．みんなでまねっこしてみよう」「Bくんの風船もおもしろいなあ」

演習課題

1. 子どもが表現しやすい素材にはどんなものがあるか，探してみよう.

→その感触，見た目，音，動きなどの特徴から，活動内容や言葉かけを考えてみよう

2. 固い素材，柔らかい素材など，多様な動きが引き出せるような順番を考えてみよう.

実践例2 外へ出て自然を感じよう

幼児期は自然現象に関心が向き，自然から多くの感動を得ることができる時期でもある．五感を存分に働かせて自然を感じ，「美しい」こと，「快」の感覚を得ることで，豊かな表現が生まれることが期待できる．

ねらいと内容

多様な視点から自然を見つめ，自然の音や感触を味わい，全身を使った表現を導き出す. 自然へ触れた経験が子どものイメージを豊かにさせ，創造性を育むことへつながるだろう．

対象年齢：3～4 歳
人　数　：10 人程度
準備するもの・環境構成：
・汚れてもよい服（スモックなどの遊び着）
・晴れておだやかな天候の時を選ぶ
・障害物があまりない公園，園庭がよい

遊び方

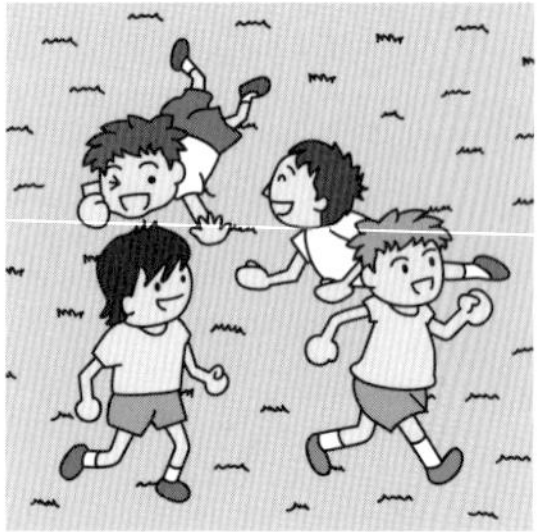
原っぱで走ったり寝転がったり

1. 芝生の上で座る，寝転がって草の感触を味わう．
   みんなでごろごろと転がってみる
   裸足で草の上を歩いてみる
2. どんな植物があるかな？　探してみる．
   草花を観察し，色や感触について問いかける
   「その葉っぱ，触った感じはどうかな？どんな匂いがする？」
   「花びら，なんて色なのかな．すてきね」
3. どんな木があるかな？
   大きな木があればみんなで触ってみる
   木に耳をつけてみる「何か聞こえるかな？」
   木に触りながら上を見上げてみよう
4. みんなで木に変身してみよう．
   「色んな木があるなあ．上の方の枝や葉っぱはどうなってるかな」
5. 落ち葉があれば，みんなで落ち葉を集める．
   落ち葉のおふとんに寝っ転がってみよう
   落ち葉の雨をふらせよう（両腕に集めて一気に散らす）

きれいな落ち葉は持って帰ろう

6. どんな虫がいるかな？
   虫を探してみよう．どんな動きをしてるかな？
   みんなでちょうちょ（あり，とんぼ）になってみよう

指導上の留意点

・保育者の目の届く範囲で活動させる．
・その季節に特有の自然を探すようにする（気温の違い，草花，昆虫，木の様子など）．
・風や光など，屋外でしか味わえないことを意識し，言葉かけ☆13の工夫をする．
・草花遊びをする際は，植物に命があることを教え，むやみに取りすぎないように注意する．
・外から帰ったら手洗い・うがいの指導を徹底する．

☆13 言葉かけの具体例
・「今日はお日様がまぶしいね」
　→太陽の光の明るさを意識する
・「どうして木の葉っぱが揺れているのかな？」
　→風が吹いていることに気づく

発展・応用

・屋外ならではの遊びを全員で行おう．
　例）だるまさんが転んだ，影踏みなど
・拾ってきた自然の素材で身に着けるものや楽器を作ってみよう
　例）どんぐりのペンダント，木の枝のばち，砂・小石のマラカスなど
・天候が悪い時は雨や雪を観察して表現へつなげてみよう．
　例）雨や雪はどうして降るのか知っているかな？
　　雨が降るとどんな音が聞こえるかな？（音楽表現へ）
　　みんなで雨になってザーザー雨を降らせよう！（身体表現へ）

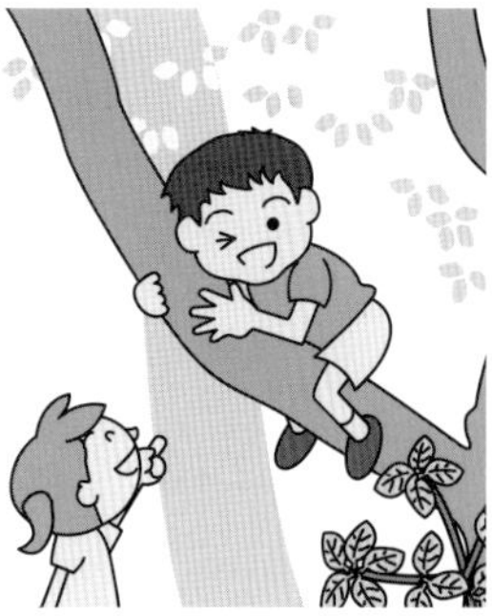
木に触れる・登る

演習課題

1. 屋外遊びで特に経験させたいことを発表しあってみよう．
2. 絵本や歌の中に出てくる自然のものを探し，実際に本物に触れる機会があるか考えてみよう．屋外遊びで発見できるものであれば，どんなふうに気づかせ，そこからどのような遊びに発展できるか計画してみよう．

実践例3 すてきな音さがし

ある子どもが木のばちで遊んでいる時，ばちが偶然遊具にあたって音が鳴り，その音に驚いた様子だった．子どもに自分から音を鳴らすことを十分に経験させ，お気に入りの「音」を発見させることで，「聴く」喜びを育てたい．

ねらいと内容

様々な音の存在に気づき，自分が「快い」と思える音を見つけさせる．普段遊んでいる遊具や，自然がどんな音を奏でているか，新たな発見があったらそれを保育者や友だちに伝え，感動を共有する喜びを知る．

対象年齢：4〜5 歳
人　数　：15 人程度
準備するもの・環境構成：
・例として示すための素材☆14
・あらかじめ音の出やすいものを多種類用意し，置いておく
・場合により園庭にも用意しておく

☆14 素材の具体例
新聞紙，ビニール袋（大小），紙袋（大小），頑丈なおもちゃ（大型ブロックなど），割りばし等．

遊び方

1. 子どもの前で素材の音を出して聞かせる．
   ばちなどでたたく，紙をくしゃくしゃと丸める・破るなど
2. 「自分だけのお気に入りの音」を探してくるように促す．
3. 音を鳴らしている子どもに，聞かせてもらう．
   「素敵な音，したかな？」「○○ちゃんのいい音，聞かせて」
4. 自分から探そうとしない子どもには，楽器など音の出やすいものを与えてみる．
5. 集合させ，見つかった音を聞かせあう．

指導上の留意点

・壊れやすい素材などは対象にしないように注意する．
・屋外で行う際は，とがった枝などを扱わないように注意する．
・強くたたきすぎると素材が折れたり，自分が怪我をする危険があることを最初に伝えておく．

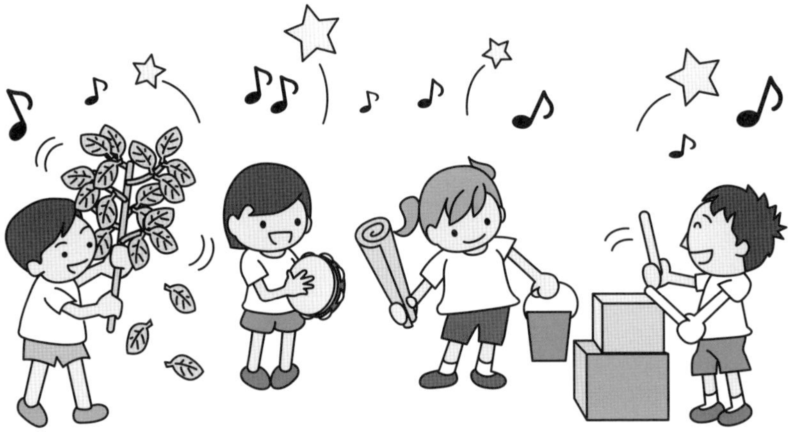

すてきな音さがし

・みんなで音を聞くときは，全員を静かにさせ，「聞き耳を立てた」状態で聞くようにする．

発展・応用

・鳴らす速さや強さを変えさせ，同じ素材でも鳴らし方☆15によって違う音がすることに気づかせる．
・全員の音を順番に鳴らしていって，即席の演奏会をしてみる．
慣れてきたらリズムを変えたり，それぞれの音を長めに鳴らしたりして工夫をする．
・園歌やいつも歌う歌の間奏や合いの手にそれぞれの音を鳴らすようにしてもよい．

☆15 鳴らし方の具体例
・机やバケツを割りばしでゆっくり大きくたたく，速く細かくたたく．
・新聞紙を勢いよく丸める，片手で持って大きく振る，広げて破る．

演習課題

1. 「音の出る素材」にどんなものがあるか，楽器以外であげてみよう．
2. 実際に外に出て，あなたのお気に入りの音を探し，発表しあってみよう．
3. 多様な音に気づけるよう，どんな言葉がけをしたらよいか考えてみよう．

コラム　影踏み～遊びを通して自然を感じる～

屋外ならではの遊びに影踏み鬼がある．通常の鬼ごっこでは，鬼が子にタッチすることで「捕まえた」となるが，影踏みでは鬼が子の影を踏まなければならない．

ルールはシンプルだが，子ども達が自分の影の存在に気づき，光と影の関係に興味を持つよい機会となるだろう．太陽が出ていなければ影はできない，影は太陽の出ている方向に対し逆側に伸びる，太陽が傾くと影が長くなる，など，鬼ごっこを楽しみながらいくつもの発見ができる遊びである．

［基本ルール］

・あらかじめ遊ぶ範囲を決めておく．日なたと日陰の両方があり，日陰の範囲が広すぎない場所が望ましい．

・鬼が子の影を踏んだら鬼を交代する（あるいはエリア外へ抜ける）．

・子は日陰に入っている間は休憩ができる．日陰にいられる時間を限定するとよい．

（例：日陰にいられる時間は10秒間→慣れてきたら5秒間）

・参加人数が多い場合は鬼の人数を複数にする．

慣れてきたら，遊ぶ時間を変えて数日にわたって遊んでみるのもよいだろう．1回目は午前中，別の日はお昼過ぎ，そして夕方と変えていくと，遊ぶ時間によって影の形やできる方向が変わることに気づく．木や遊具の影も形を変えるため，隠れやすくなったり，逆に隠れる範囲が小さくなったりする．夕方まで遊ぶのなら，日没に向けて次第に影がなくなっていく過程も楽しめる．

実践例2では自然に触れる体験について取り上げたが，影踏みに代表されるような自然を利用した遊びでは，季節や時間の流れ，自然の変化を肌で感じながら，自ら発見する楽しみを体験させたい．遊びを通しておのずと子どもの感性が磨かれ，自由な表現を生み出す素地がつくられるはずである．

文　献

小林　宏（1990）直感から直観へ．産能大学出版部．
小林紀子（2006）メディア時代の子どもと保育．フレーベル館．
柴眞理子（1993）身体表現．東京書籍．
湯浅泰雄（1990）身体論．講談社学術文庫，講談社．

実践編

2 表出することを楽しむ

意識的に表そうとする「表現」の前段階として，想いや状態が自然に表れ出る「表出」がある．子どもの表現は，まず初めにこの「表出」である．本章では，この自然な「表出」を「表現」の芽と捉え，子どもがこの自然な「表出」を楽しめるような実践について考える．また，子どもはリズミカルな響きや音にからだでよく反応し，何度も繰り返されることを好む．さらに，子どもの動きはよく伝染し，動きやリズムが個から集団へ伝わっていく．このような子どもの特性を理解した上で，この時期の子どもに望ましい活動について，実践例を参考にしながら，考え，実践する力を身につけよう．

☆1：(理論編2，pp14−16参照)

☆2：広義の「表現」とは，無意識的な「表出」と意識的な狭義の「表現」を含めたものであると言える．

1．表出と表現☆1

私たちはこの世に生を受けた瞬間から，産声をあげ，手足をまるめたり，ばたつかせたり，精いっぱいの自己**表出**☆2を始めている．さらにいうなら，たとえ，からだが動かなくとも，呼吸していることさえも，その人が生きているという「表出」である．私たちは，意識的に**表現**☆1するまでもなく，ただ存在するだけで，そこにある佇まいや存在感を「表出」していると言える．

子どもの身体表現は，まず初めにこの「表出」である．嬉しい時の小走りは足取り軽く，虫にそっと忍び寄る時は息を潜め真剣に，手足を突っ張り力ませ全身で拒絶を示す時もある．

これらは，自然で，自発的，生きたからだのリズムそのものである．

そして，保育者や大人，仲間たちが周りにいるなら，その「表出」は伝わり，コミュニケーションが生まれる．保育者は，このような子どもの素朴な表出を身近に感じ取れる存在でありたい．子どもの自然な「表出」に気づき，応答することは，ありのままの子どもの存在を受容☆3することにつながる．このような保育者のあり方は，子どもの世界に共にあることを容易にし，さらなる子どもの自発的な「表現」を促すだろう．

☆3：子どもを受容し，共感することは，保育者に求められる基本的姿勢であるが，カウンセリングや心理療法におけるカウンセラー（セラピスト）のあるべき姿勢でもあることから，カウンセリングマインドという用語が用いられることもある．

例えば，4歳児クラスの自由遊びの時間，保育室の隅で一人静かに窓から外を見つめている男の子がいる．保育者は，「どうして遊ばないのかな？」と始めは離れて様子を見ているが，彼が発している繊細なシグナルを感じようと，やがて彼に近づき，傍らにひざまずく．男の子は，保育者の気配を感じてすこし視線を横にやるが，すぐにまた外を見る．外ではクラスの友だちが元気よく駆け回っている．保育者は，「一緒に外で遊ぼう」と誘おうかと思うが，止めて，何も言わず，男の子の様子を感じ取ろうとする．よく耳を澄ませると，男の子は，わずかに「シュー」と声を発し，目線は空を追い，片足を床に滑らすように動かしている．その動きは半ば無意識的のようにも見える．空を見ると，そこには一本の細い飛行機雲．保育者は「そうか…，シュー見つけたんだ」と呟く．男の子は，姿勢を変えないまま，片足だけ動かし，外を見ている．保育者もしばらく一緒に外を見ている．雲がゆったりと流れるような穏やかな時間を経て，保育者はふと腰をあげ，「シュー」と片足を後ろに延ばす．男の子が保育者の方に顔を向けたその瞬間を逃さず，保育者はもう一度「シュー」と言い，今度は窓ガラスに指先で線を描く．すると，男の子は笑い，同じく窓に指先で線を描く．また保育者が「シュー」と描く．何度かやり取りする内に，保育者は「シュー，くるっ」と次は曲線を描く．男の子も描く．今度は保育者が「シュー，くるっ」と言いながら床に足をスケートのようにすべらせ，最後にクルッと一回転する．男の子は面白がって，同じように滑り始める．その頃には，周りの子ども達も2人に気づき，近寄ってきて，一緒にスケート遊びが始まった．

この事例から，たとえ子どもが元気に「遊んで」いないように見えても，子どもはそれぞれのリズムで生きているということ．この例でいうと，もしかすると，子どもは飛行機雲になっていたのかもしれない．

そして，その子どもの内側からのリズムを敏感に感じ，寄り添おうとした保育者は，子どもの世界に辿りつき，最後には2人が遊びの世界を共有することに成功している．その間「何もせずに」穏やかな時間の流れに身を委ねたことも，おそらく功を奏している．

この時の2人の「シュー」というイメージは，飛行機雲に端を発しているものの，最後はスケート遊びのように自在に変化し，あるいは多義的な「シュー」のイメージのまま遊びが成立している．いずれにせよ，もし始めに保育者が「一緒に遊ぼう」とすぐさま誘いかけていたら，その後の遊びはどうなっていたのだろうかと，この時の保育者のあり方に感心する（ただし，この事例は筆者自身の過去のやり取りを元にした架空である）．

現前の子どもは，今どのようなリズムで生きているだろうか．子どものからだ全体から表されるものを感じることから始めてみてはどうだろうか．

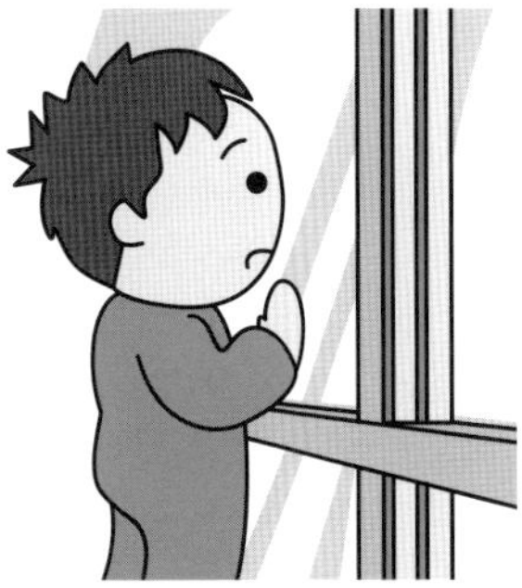
窓の外をじっと見る男の子は何を感じているのだろう？

2．リズミカルな動き

子どもは，同じことを何度も繰り返すのが大好きである．月齢6カ月の子どもは，母親の「ハッハッハッ，ハックショーン」に大笑いし，母親はそれにつられて，何度も「ハッハッハッ」と子どもを揺らしてあやす．母親の声が一瞬なくなると，子どもは「あれ？」とでも言いたいのか，笑顔が止み，次の「ハックショーン」が来るのを待つ．母親はそんな子どもとの一瞬の「間」を楽しみながら，何度も「ハッハッハッ…ハックショーン」を繰り返す．これは，母親にあやされるという受動的な遊びではなく，喜ぶ動きを一瞬止めるという子どもからの能動的な働きかけがあって初めて成立しており，子どもの主体的な遊びはこの時期から始まっている．このように，子どもは，主体的に楽しいリズムを繰り返す．月齢が進むと，繰り返し遊びはより頻回に行われる．落とす–拾ってもらう，いないいないばあ，追っかけてタッチ…これらは何度も繰り返される．

ところで，リズム（rhythm）の語源は，ギリシャ語の「流れる（rheein）」

からきている☆4．音楽やダンスには一定の速度や強弱の関係が繰り返される律動的なリズムが，内臓活動には揺らぎのある生命リズムが，さらに四季が繰り返されるように自然現象においてもリズムという流れや繰り返しがある☆5．

子どもは母親の呼吸や心拍などの生命リズムや，揺らされ，語りかけられ，あやされるリズムに安心しながら，外界の様々なリズムに身を浸し，自らの生命リズムを敏感に反応させ，適応させながら生きている．乳児の頃から，繰り返しの動きや律動的なリズムに親しみ，心身の充足感を味わってきた子どもは，身体機能の発達に伴い，自らのからだも，律動的に動かすことに楽しみを覚えるようである．つかまり立ちができる頃には，足の屈伸機能を使いながら，音楽のリズムに合わせて全身を動かすことを楽しんでいる．

手拍子に足踏み，声を出して，リズムに身も心も躍らせることは，からだ一つですぐに楽しめる子ども達の大好きな遊びである．「音楽やリズムに合わせて体を動かすという経験を通して，子どもは楽しい気持ちをこうした方法で表現することの喜びを味わう…（中略）音楽やリズムの多様性と共に，子どもの味わう感情も様々である☆6」という．

3．個から集団へ

子どもの動きはよく伝染する．集団の中で誰かが泣きだすと皆が泣き出したり，先の事例のように，保育室の隅で誰かがくるっと回ると，その動きが周りの子に伝わり，保育室はまるでメリーゴーランドのようにくるくる回る子ども達で満たされることがある．昼休みの運動場でも，スキップする女の子のリズムが遊んでいる子ども達に伝染し，彼女がまるでオーケストラの指揮者のように運動場の音をつくっていたという☆7．

大人同士でも，親しい関係であったり，互いに心地よく居れるような場合は，身振りや姿勢，動きのリズムがよく似てくることは同調や同期，共鳴や共振☆8と言い，その現象が確認されている☆9．さらに，子どもの場合は，共振する閾値のようなものが低いように思われる．子ども達は，まるで鳥が一斉に飛び立つように，同じリズムで生き，同じ呼吸で弾むという「からだの共生性☆10」を持っているのではないかと言われる．同じリズムでからだが動いてしまう，同じ生理状態になってしまうという「からだの共生性」は，子どもが歌や踊りを見事にまねすることからも示される．この場合，子どもにとって「まね」は，身振り手振りを一々記憶することではなく，他者の動き全体がまるごと自分のからだに移ってくるということであるという．現代に引き継がれたわらべうたも，か

☆4：（クラーゲス，1971，p28）

☆5：前衛的な音楽や舞踏を例外として，音楽やダンスのリズムは，「拍動的リズム」と言われ，メトロノームで示される速度や拍子が明確なリズムが特徴的であり，一定の速度や強弱の関係が繰り返される音の刺激は，前進感を強く印象づける．一方の生命リズムは，脈拍や呼吸も一定の間隔で続けられるが，健康な人でもわずかな揺らぎを持っており，完全に同じ間隔ではないという（平井，2006，p29）．

☆6：（保育所保育指針解説，p171）

☆7：（ホール，1977，pp76–77）

☆8：同調（Synchrony）あるいは同期（Entrainment）とは，2人ないしそれ以上の人間の間のリズムがかみ合っている時，つまり共調している時に起こるプロセスを言う（Condon and Sander，1974）．共振・共鳴も，ほぼ同義で用いられ，有名な音叉による実験現象（一方の振動数がもう一方の振動数（またはその整数倍の振動数）と一致すると一方が起こした空気の振動がもう一方を振動させる）に準えて，例えば，母子間で両者の動きが一体化するように応答し合っている現象や，即興の音楽演奏やダンスにおいて2者間の息が合っているような様子を表すのに用いられる．

☆9：（大坊，1998，pp136–155）

☆10：（竹内，1983，pp18–26）

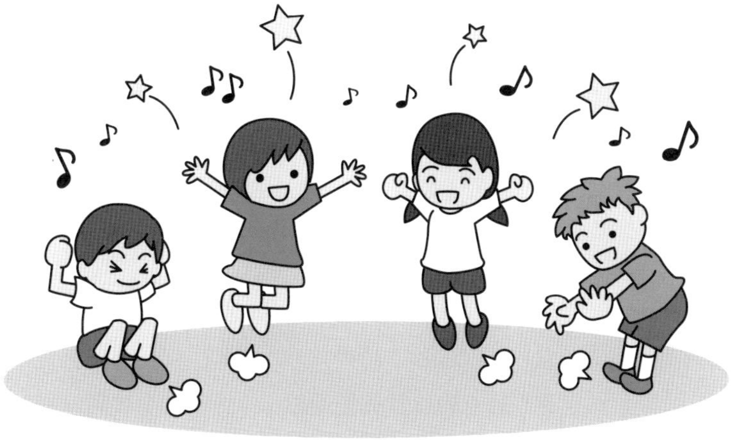

リズム遊びを楽しむ

らだ全体が共通のある状態に入った時に，共通のリズム，共通のメロディでからだが動き，声が発せられるということから始まったのだろうと述べる☆10．自らの自然な表出行動が他者に伝わり，模倣され，集団の表現活動へと拡がる体験は，子どもが集団の中で自己表現する喜びの原初的体験となるだろう．

保育活動の中では，このような自然発生的な共振が生まれることは少なくなく，これが集団遊びへと発展したり，逆に，皆でリズムダンスを楽しんだりすることにもつながる．

保育者自身，子どもと同じリズムにのったり，同じ質感の動きで応えたり，子ども達と自然に共振的に関わっていることも多いだろう．幼稚園教育要領解説☆11にも示されるように，教師（保育者）には「幼児が行っている活動の理解者としての役割」と「幼児との共同作業者，幼児と共鳴する者としての役割」があり，「幼児に合わせて同じように動いてみたり，同じ目線に立ってものを見つめたり，共に同じものに向かってみたりすることによって，幼児の心の動きや行動が理解できる☆11」．このように，保育者や友だちと一緒に楽しむ中で，「幼児の活動が活性化し，教師と一緒にできる楽しさから更に活動への集中を生むことへとつながり☆11」，「同じリズムで体を動かしているうちに自ずと心が共鳴し，一体感を味わうことの喜びも感じるようになる☆12」という．子どもとリズムを共有するとは，皆が同じタイミングで同じ動きをすることではなく，一人ひとりが自分のリズムで行いながら，それらがうまくかみ合い，調和している状態である．その時の子ども達とつながり合っている感覚を，集団遊びの原点として，心に留めておきたい．

☆11：（幼稚園教育要領解説，pp116-117）

☆12：（保育所保育指針解説，p171）

実践例 1　からだで音を創ろう

自分の体内の音，外界の音に興味を持ち，静かに耳を傾ける体験を持ちたい．声を出すこと，音やリズムをからだで創ることを楽しんでほしい．

ねらいと内容

耳を澄ませて全身で音を聴く体験を通して，多様な音に興味を持つ．自分のからだで音やリズムを創る楽しさを味わう．

対象年齢：2〜3 歳
人　数　：少人数〜クラス全員
準備するもの・環境の構成：
・障害物のない広い空間（遊戯室など）

遊び方

［外の音を聴く］

1. 保育者は前に立ち，子ども達は座る．
子ども達は，目を閉じて，周りでどんな音がするかな，と耳を澄ませてみる．
2. 子ども達にどんな音がしたか聞く．
（「鳥の声」や「給食室の音」等一つの正解に導くのではなく「ピィピィ」「ゴーオオン」など，各自感じたことを自分の声で応えられるように促す．）

［動きの音を聴く・創る］

3. 次は，保育者がからだで音を出す．
例えば，息を吹く，鼻をすする，声を出す，手をこする，ほっぺたをたたく，床をコツコツ鳴らす，大きくドスンとジャンプする，小刻みに足踏みする等，シンプルな動きを伴いながら一つずつ丁寧に静寂を交えて．
子ども達は目を閉じて，どんな動きをしていたかイメージしながら聴く．
4. 子ども達にどんな音がしたか，どんなイメージをしたか聞く．
（一つ〜三つ程度ずつ，動きの音を出して，3 と 4 を繰り返す．子ども達の動きたい欲求が高まってきたところで）

5. 「じゃあ，みんなが音をつくってみようか！」といって，子ども達皆で動きながらいろいろな音や声を出して遊んでみる．
例えば，ドンドンと足踏みをしたり，トトトトと小走りしたりする子が出てきて，その動きがクラス全体に広がったり，その他にも手をたたいたり，床をコツコツたたいたり，各々に工夫が出てくると面白い．時々，保育者が「しー」と静寂をつくり，また音（動き）を作り出すことを繰り返し楽しむ．

［まとめ］

6. 面白い音や工夫した動きを振り返ったり，保育者が感じたことなどを言葉にしたりする．

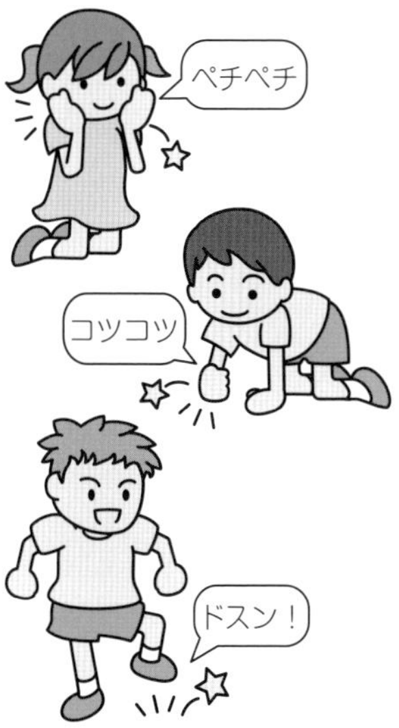

からだで音を創ってみよう

指導上の留意点

・隣の保育室などが比較的静かな時間帯に設定できるとよい．
・初めて行う時は，音を出すことを楽しむため，皆が一斉に音を出すことが多い．何度もこの遊びに慣れ親しむ中で，徐々に音を聴きながら音を出すことや静寂を楽しめるようにする．
・音に敏感な子どもがいる場合は，目を閉じずに聴く，突然大きな音を出さない，騒々しくならないよう一斉に音を出さないなど配慮し，活動中も個別に対応できるように目を配る．

発展・応用

・音楽隊と観客とに半分に分かれて，見合いっこ（聴き合いっこ）をするとよい（4〜6歳児）．
・円になって，一人ずつ順番に発表し，皆でまねをしても楽しめる（4〜6歳児）．
・身の周りにある物や簡単な小楽器を用いて音を創って遊ぶ．
・音のイメージを，画用紙に色や形で表してみても楽しい．後日，この日に描いた絵を見ながら，動きを創って遊ぶのもよい．

演習課題

1. 実際に動きながらどんな音がするか試してみよう．
2. 子ども達の前で動き（音）を見せるつもりで演じてみよう（特に，動き始めと終わり，音の生まれる時と消える時を意識して丁寧に動いてみよう）．

実践例2　オノマトペで遊ぼう

感じたままに自由に動きながら，多様なからだの動きに親しみ，新しい動きを工夫させたい．様々な言葉の響きやイメージをきっかけに，多様なからだの動きを楽しませたい．

ねらいと内容

声や音の感触のままに動くことによって，自由に動く楽しさを味わう．様々な**オノマトペ**[☆13]を用いて，多様な質感の動きを経験する．

☆13：オノマトペとは，実際の音をまねて言葉とした語．擬声語．広義には擬態語も含み（広辞苑より），英語（onomatopoeia）およびフランス語の（onomatopée）を日本語発音にしたものである．

対象年齢：3～4 歳[☆14]
人　数　：少人数～クラス全員
準備するもの・環境構成：
- 絵本「だるまさんが」かがくいひろし作，ブロンズ新社，2008 年．
- 障害物のない広い空間（遊戯室など）

☆14：絵本自体は1歳頃から楽しめ，初めはオノマトペの響きを楽しむ．徐々に，だるまさんの動きや，絵本を読む大人の動きをまねて，一緒に動こうとするようになる．

遊び方

1. 保育者が子どもの前で，絵本[☆15]「だるまさんが」を読む．
2. 読みながら，オノマトペ（どてっ，ぷしゅー等）のイメージで動いてみる．
3. 絵本を読み終わっても，他のオノマトペ（例えば，ぴょんぴょん，ほわほわほわわーん，カチコチカチーン，つるん，スーイスイ，ねばねばねちょねちょ等）を皆で動いてみる．
4. 最後は「ごろごろごろごろーん」と床に寝転がり，ゆったりとした感覚をじっくり味わった後に，「だーるまさんが起きた！」と起き上がって終わる．

☆15：（実践編5，pp120−121参照）

指導上の留意点

- いろいろな質感の動きが楽しめるように，種々のオノマトペを考えておく．
- 保育者は見本を見せるのではなく，子どもの中に混ざって，個々の子どものまねをしたり，一緒に動いたりしながら，個々の動きを認め，子ども自身が自分なりの動きを楽しめるように配慮する．
- オノマトペを発する時の声の調子（音程や大きさ）も変化をつけて，動きを引き出しやすいように工夫する．

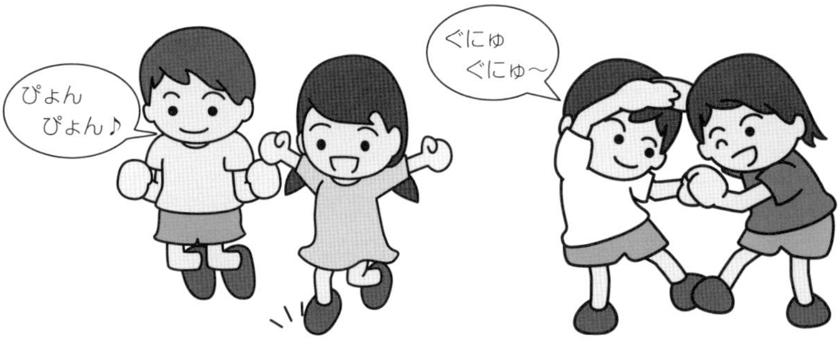

オノマトペで遊ぼう

発展・応用

・子どもが順番に前に出てオノマトペを言って保育者役をしてもよい.

・半分ずつ見合いっこをして，面白い動きや工夫されていた動きについて後で振り返ってみてもよい.

・4歳児では「だーるまさんが転んだ」のルールで，「転んだ」の部分をオノマトペに変えて遊んでみる（ただし，「動いたら鬼に捕まる」を「瞬きしたら鬼に捕まる」「楽しい動きをしたら鬼に捕まる」などのルールに変更する等，子どもと相談しながら工夫する）.

・人気のあったオノマトペや動きを取り上げ，その動きを中心に遊ぶ（例えば，ふわふわ鬼ごっこや，ねばねばぴったんこ等）.

・オノマトペだけの台本を創って，動いてみる（例えば，プシュー，トントントントントン…ボテッ，ヒューンドドドドドーン等）．特に，年長児ではリズムパターンにして動くのもよい.

演習課題

1. 「だるまさんが」以外にも，オノマトペが楽しめる絵本を調べてみよう.
2. 自由遊びやごっこ遊びの中で，子ども達がどのようなオノマトペを用いて遊んでいるのか調べてみよう.
3. 保育者が子ども達に語りかける言葉に，どのようなオノマトペがあるのか，また子ども達はそれにどのような反応をしているのか調べてみよう.

実践例3 リズムダンスを楽しもう

保育者や友だちと一緒にリズムにのって楽しくからだを動かしてほしい．一緒に動く楽しさを味わってほしい☆16．

☆16：(理論編3，p31参照)

ねらいと内容

軽快なリズムにのって，心もからだも弾ませる．思い思いにからだを動かす楽しさや友だちとリズムを共有する楽しさを味わう．

対象年齢：2～6歳
人　数　：少人数～クラス全員
準備するもの・環境構成：
・軽快で動きやすいリズムの音楽，子どもの好きなアニメの音楽☆17
・音楽再生プレイヤー，またはピアノ
・障害物のない広い空間（遊戯室など）

☆17 音楽の具体例
事例のように，即興的にリズムに乗って楽しみたい場合は，「ハイホー」「小さな世界」（ディズニー），「みなみのしまのハメハメハだいおう」「ピカデリー」（サティ），先生による即興的なピアノ等がある．その他，「振り」を共有したい場合には，「ブンバ・ボーン！」（NHK Eテレ，おかあさんといっしょ），「ようかい体操第一」（妖怪ウォッチ主題歌）等，流行の音楽やアニメの音楽などを用い，イメージを共有しながら動きをつくる場合には，「おばけなんてないさ」など歌詞やイメージがわかりやすい曲を選ぶなど，ねらいに合わせられるとよい．子ども達が，何を（リズム/動き/フレーズ/テーマ）を楽しむか想像して選んでみよう．

遊び方

1. 音楽をかけて，リズムにのって踊る☆18（自由に即興）．
2. 感じたことや楽しかった動きなどをふりかえる．

☆18 リズム・踊りの具体例
・例えば，「1，2，3，4」のリズムに合わせておしりを「ふり，ふり，ふり，ふり」，両手を胸の前で「グー，パー，グー，パー」など．
・その場で楽しむ動きの他にも，走る，スキップ，ギャロップ，片足で前方に「ケン，ケン，パッ，パッ」など移動する動きを取り入れる．

指導上の留意点

・すべての振りをあらかじめ決めたり覚えたりする必要は必ずしもなく，思い思いにリズムに乗れるとよい．その上で，曲のサビやポイントとなる箇所などの一部だけ，テーマやリズムに合わせて動きを決めて（子ども達と創って），皆で共有してみると，一体感を味わうこともできる．
・保育者は見本を見せるのではなく，子どもの中に混ざって，個々の子どものまねをしたり，一緒に動いたりしながら，個々の動きを認め，子ども自身が自分なりの動きを楽しめるように配慮する．
・2～3歳児では，リズムを全身で刻んだり，手拍子や足踏みをしたり，簡単な動きを楽しむ．
・4～5歳児ではジャンプや回転，他児と関係する動き（例えば，ハイタッチ）を取り入れるなど，各年齢に応じて，新しく経験させたい動きを保育者が動いてみてもよい．
・動く方向や部位，空間の使い方や動き方の強弱やリズムについて，

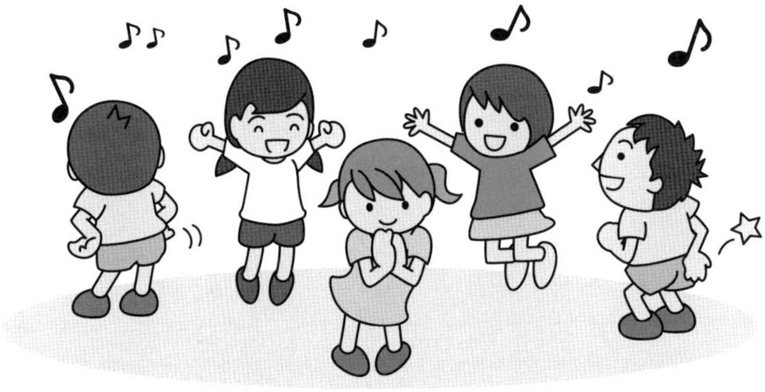

思い思いに楽しもう

子どもの工夫点を見つけ，具体的に言葉や動きで瞬時に応答しながら，個々の表現を認めていることを伝える．

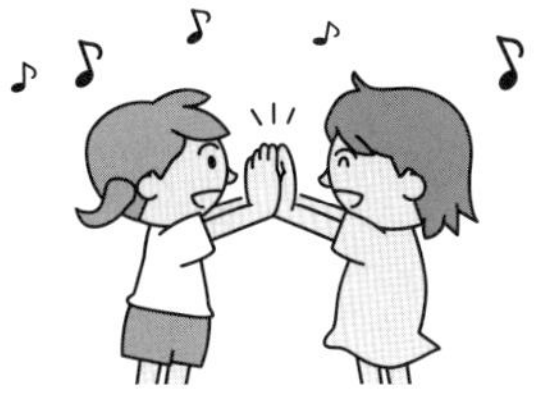

2人で向き合ってリズミカルに

発展・応用

・子どもが順番でリーダー役になり，皆でまねをしても楽しめる．
・音楽に合わせて，リズム楽器や手作りの楽器，身近な音の鳴るものを鳴らして踊っても楽しめる．
・音楽を聴きながら，大きな模造紙の上で，クレヨンを用いて全身で描いても楽しい．この場合，汚れてもよい場所（ブルーシートをひく，園庭，屋上を利用するなど）と服装を選び，子ども達が存分に遊べるよう配慮する．
・好きな音楽に子ども達と一緒に振りを付けて，オリジナルのリズムダンスを創れると，その過程も含めてより楽しめる．

演習課題

1. 子ども達が好きな音楽を調べてみよう．
2. 子ども達の好きな音楽に合わせて，子どもも一緒に踊れるような動きを創ってみよう．
3. 各年齢の子ども達がどんな動きを好んでするのか，実習先の幼稚園や保育所などで観察してみよう．

コラム「ワニだよ！」

ある学生（大学2年生）が保育園の3歳児クラスで初めての責任実習をした時のこと．事前の指導案では新聞紙遊びによる表現活動を考えており，いざ始めようと子ども達に「わ（輪）になって集まろう」と声をかけた．すると，どうだろう！ 子ども達は床に這いつくばったり，両手を大きくぱくぱくとさせたりし始めるではありませんか！ 実習生は予想通りではない展開に焦ったが，様子を見守っていた園長先生たちは子ども達の素直な表現に大笑い．子ども達は「わに（ワニ）なろう」と音の響きに反応し，すぐさまワニになったのである．この時の子ども達の生き生きとした姿は，実習生が指導案で考えていた「各々のイメージで自分なりに表現する」という「ねらい」に十分応えるものであったことを示していた．

このように，たとえ指導案通りに進まなくとも，子どもの思いもよらない反応や表現を楽しめるようになると，子ども達との表現（的）活動が保育者と子ども達双方にとって，ますます楽しく，奥行き深いものとなる．活動を進める時，保育者は，頭の中にある「指導案」と対話するのではなく，目の前にいる子ども達と対話することが何より大切である．

文　献

Condon WS and Sander LW（1974）Neonate movement is synchronized with adult speech: interactional participation and language acquisition. Science, 183: 99－101.

大坊郁夫（1998）しぐさのコミュニケーション．サイエンス社．

ホール ET 著，安西徹雄訳（1977）文化を超えて．研究社出版．

平井タカネ編著（2006）ダンスセラピー入門．岩崎学術出版社．

クラーゲス L 著，杉浦　実訳（1971）リズムの本質．みすず書房．

厚生労働省（2017）保育所保育指針．

厚生労働省（2018）保育所保育指針解説．フレーベル館．

文部科学省（2017）幼稚園教育要領．

文部科学省（2018）幼稚園教育要領解説．フレーベル館．

竹内敏晴（1983）子どものからだとことば．晶文社．

実践編 3 感動したことを伝え合う

「感動」は，心の底から湧き出てくる素直な思い．子どもの内に生まれた感動を表す方法を，保育者はどのようにして教え，育めばよいのだろう．感動した思いを表す学習（感動を素直に表すための練習）に，“強制”は似合わない．

本章は，感動を「伝えたい気持ち」と「伝えたい気持ちを受け取る力」の育ちに有効な働きかけや配慮などについて考え，また，指導案を作成する時や保育実践の場で出会う悩みや迷いを解決する際に手がかりとなる知識を蓄えることを，目標とする．

「感動を表現して伝える喜び」「伝えられた表現を受け入れて，感動を分かちあう喜び」，この２つの「喜び」を子ども達と共有できる身体表現活動を展開しよう．

1．伝えたい気持ちを育む

保育とは何か．津守は「遊ぶこと，すなわち，自己を実現することにまでもってゆくことが保育である」と定義する☆1．子どもの健やかな育ちを助長するために，保育者は自己実現を可能にする指導案をたてる．そして，感動した思いを表す一手段として，身体表現活動を展開する．

☆1：（津守，1989，p120）

保育中に行われる身体表現活動は，絵画や造形と違い，完成作品を作者自身が鑑賞し客観的に見直してから新たな作品作りに取り組むことができない（保育環境を変化させないことを最優先にした上で，身体表現活動のすべてを記録することは非常に難しい）．一瞬の輝きを放って消えてしまう身体表現活動は，保育の現場で，どんな種を育てようとしているのだろうか．松本は「日頃ダンスを通して，どんな子供を育てようとしているのかと時折自分に問うて見る時，先づ浮かぶのは「観る態度」の問題です．（中略）次は，「表現力」（観賞力も含めて）の豊かな子供に育てたいことです．（中略）次には「創造力」の豊かな子供をと希っています」☆2と，ダンス（身体表現活動）の目標は，**観る態度**☆3，表現力・観賞力，創造力の育成にあると述べている．

☆2：（松本，2008，pp10-11）

☆3 **観る態度**：「接するものを真実に観ようとする態度が，すべてのものの出発の根源ではないかと思います．（中略）汽車を見て，ピストンの動きをとらえた子供は，又別の動きに接しても，自分の感覚に訴えるものを，飾り気のない眼でうけとってくれるでしょう．その観る態度があって，科学も芸術も生まれてくると思います」（松本，2008，p11）

1）感じる

よちよち歩きの頃と，成長した今の気持ちを比べてみよう．タンポポの花を見て感じるもの（こと）は，いつでも同じだろうか．成長するにつれて見えてくるもの（こと），成長したために見えなくなってしまった，それが当たり前になって感動が薄れてしまったもの（こと）があるはずである．5歳のあなたの心には何が強く残り，10歳の時の感動は誰にどうやって伝えたかと，記憶の中の「伝えた時の状況と，伝えられた人の反応」を掘り起こしてみよう．

「感じたことを記憶する心」「感じたままに行動する力」，その結果として得られた感動を「伝えたい」想いは，どのように育まれてきたのだろう．家庭環境，個人の資質，社会情勢の動向など，「伝えたい」の成長を左右する様々な要因による個人差を前提とした上で，「伝えたい気持ち」と「伝えられた気持ちを受け取る力」を伸ばすために必要な配慮は何だろうか．

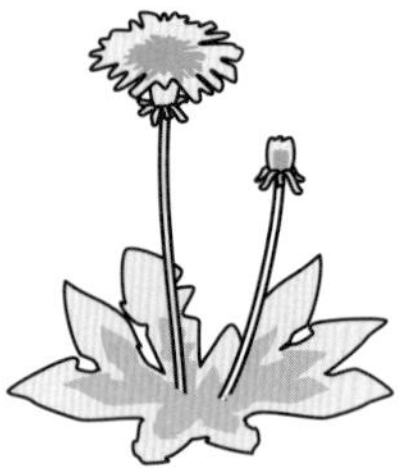

いつもの道のタンポポ．
「あっ，今日は綿毛に！」

2）伝えたい

「伝えたい」を支える保育者に第一に求められるのは，「共感する心」である．保育現場では，子どもの感動に共感する瞬間が表現指導の始まりとなるからである．

子どもの心に湧きあがる素直な感情が，そのまま相手に伝わるように仕向けたい.「伝えたい」を子どもの成長発達に見合った方法で表現させるための手立てについて，考えてみよう．相手に否定的（批判的）に聞こえてしまうような言葉は慎み，また，聞き手（受け手）に負担を強いるようなもの（こと）については，伝え方の配慮も同時に身につけさせることを目標としたい.

発信・受信の心の準備ができ上がると，「伝えたい」の共有が可能になる.「伝えたい」の共有を楽しむことができるようになると，新たな方向への「伝えたい」が生まれてくる．こうして，「共感する心」が育まれていく.

3）伝えたいを育てる，保育者の役割☆4

☆4：（理論編2，p15参照）

成功と失敗を繰り返しながら成長する子どもを支え，集団としての成長をも促そうとする時，強制ではなく，自分でできた（気が付いた）と実感できるような指導が求められる．そのような保育者のあり方について，倉橋は「その先生は非常に大きな一ぱいの働きをなさっていながら，その在り方が子どもの生活を圧するような，どぎつい存在になってこないことが大切なのであります．先ず第一に，外から見て強い存在に見えないことはもちろん，第二には，そこにいる子供たちにとって，決して強い存在に感じられないことです．（中略）これを裏から申せば，幼稚園の先生は，子どもに対してはどこまでも強く響かぬ存在だが，しかも，幼児たちのために，指導することにおいて，誘導することにおいて，教導することにおいて，実に周到な，実に細やかな活動をしている人でなければなりません」☆5 と語っている．保育者の細やかな配慮が子どもの「伝えたい」を育てる，と言えよう.

☆5：（倉橋，1976，p57）

2．身体表現活動を展開する

「感じたことを伝えたい」を身体表現活動で実現させようとする時に気をつけたい事柄を，幼稚園教育要領の「第2章 表現 3内容の取扱い」をキーワードにして考えてみよう.

1）子どもとの出会い☆6

☆6：第2章 表現 3内容の取扱い
(1) 豊かな感性は，身近な環境と十分に関わる中で美しいもの，優れたもの，心を動かす出来事などに出会い，そこから得た感動を他の幼児や教師と共有し，様々に表現することなどを通して養われるようにすること．その際，風の音や雨の音，身近にある草や花の形や色など自然の中にある音，形，色などに気付くようにすること．（下線著者，幼稚園教育要領，p21；保育所保育指針，p29）

集団の中には，例として以下に示すように様々な特徴を備えた子どもが存在する.

- 落ち着いて自分が感じたことを表現できる子ども
- 周囲の状況は気にせずに感じたことを相手に伝えようとする子ども

・物事にあまり関心を示さない子ども
・感動を人に伝えるのが未熟な（伝え方を知らない）子ども
子どもの存在を認め，ありのまま受け入れることを出発点としよう．

2）気持ちの共有

「一緒だから嬉しい！」を大切にした時間が，「共有」の第一歩である．「共有」を進化させるために，まずは，自分自身の想いの伝え方を見直してみよう．自分が発信する方法（言葉，態度など）は，他者にどのような感情を生み出させているのだろう．受け手にとって好ましい発信方法を確認しながら，自分に合った方法を工夫する．すると，再現・共感・想像・批評・反省など，他者との関わりに必要な力も自然に養われていく．これらの力は，「楽しい」「頑張ろう」「一緒に考えよう」を活用して子どもを育てる保育現場で，大いに役立つはずである．

3）幼児の自己表現は素朴な形で行われる☆7

☆7：第2章 表現 3内容の取扱い
（2）幼児の自己表現は素朴な形で行われることが多いので，教師はそのような表現を受容し，幼児自身の表現しようとする意欲を受け止めて，幼児が生活の中で幼児らしい様々な表現を楽しむことができるようにすること．（下線著者，幼稚園教育要領，p21；保育所保育指針，p29）

目と目を合わせて微笑む，保育者に向けて手を伸ばすなど，子どもの素朴な身体表現は，保育者が示す反応を糧にして成長する．保育者としての成長も，同じである．

初めての指導・初めての担任は，素朴で，一所懸命さにあふれて微笑ましい．ところが，「先輩（ベテラン保育者）と同じように」という思いが強すぎると，「先輩と同じ完成」を求めて，命令が多くなりやすい．そんな時には，子ども達の反応に注目しよう．そして，素朴でも保育者自身も楽しめる表現活動を目指そう．

4）幼児自身の表現しようとする意欲を受け止めて

伊集院（2013）は「自分の目，耳，皮膚感覚をフルに働かせながら，いろいろ試している，そして考えている子どもの姿．一見すると単純な行為の繰り返しと思えるようなことの中に，興味を持った対象との体を通した大事なかかわりがあるのではないか」そして「形に残らないような，子どもたちが体で表していることに注目して，何を感じ取っているのか，子どもたちがかかわっている世界，感じている世界を保育者が一緒に分かろうとすることが何と言っても大事，（中略）心を傾けていることに十分にかかわれるようにすることも，大事」☆8と，子どもの行動に潜む表現の芽に気づき寄り添う大切さに言及している．子どもの「知りたい」「わかりたい」「やってみたい」「伝えたい」姿を受け入れようとする大人の姿勢が，子どもの表現を育むのであろう．

☆8：（伊集院，2013，pp34−39）

5）生活の中で幼児らしい様々な表現を楽しむ

身体表現活動の題材には，どの子どもにとっても身近なもの（こと）を選ぶようにする．人間は誰しも，知らないもの（こと）を表現するのが苦手であるから．

なお，身体表現活動を行う時は，慣習的な動きの形や，その題材のシンボルとしての動き☆9を教える（まねさせる）のではなく，子どもから動きを引き出すためのきっかけとして題材を活用する☆10方向で準備を進めるように心がけたい．

6）生活経験や発達に応じて☆11

子どもは，大人とまったく同じような動き方はまだできない．大まかな動きを友だちと一緒に行って，動きが揃う楽しさを味わわせよう．また，子どもは言葉に反応して動くことも大好きで，「立つ→座る」「手（腕）を，上げる→下げる」といった単純な動きの繰り返しにも，目を輝かせて参加できる．繰り返しの動きには，予測してからだを動かす快感も含まれている．表現方法を広げるための基礎練習を要求するのではなく，「楽しく活動したら，いつの間にか成長していた」と感じられるような指導を目指したい．

7）自己表現を楽しめる

日常生活の中の様々な様子を模倣すると，新しい世界が開けてくる．「○○になったつもり」で行動すると，○○のことが，今までよりも少し身近に感じられるのではないだろうか．テレビのヒーローに変身する，おままごとでお母さんになるなどの素朴な模倣から，教師の言葉かけなどをきっかけとしてあるもの（こと）の印象をからだで表現するなど，表現の世界を膨らませよう．

子どもの身体表現活動には，「動きの共有を楽しむ」が大きな位置を占めている．「動きの共有を楽しむ」＝「タイミングを合わせる」楽しさを経験すると，きっと，次には，わざとタイミングを外す面白さにも気がつくことだろう．気持ちを盛り上げるために同じ動きを順番に行うなどという技術にも気づくかもしれない．友だちと共有する「楽しいひと時」は，さらなる新しいもの（こと）への飛躍・発展の契機としての役目を果たすことになる．

「子どもが，楽しいと実感できる」を基本とした身体表現活動を，心がけたい．

☆9：例えば，両手を耳に見立ててピョンピョン「ウサギ」

☆10：例えば，「ウサギ」が口をモグモグさせる様子や，フワフワの毛の感触

☆11：第2章 表現 3内容の取扱い
（3）生活経験や発達に応じ，自ら様々な表現を楽しみ，表現する意欲を十分に発揮させることができるように，遊具や用具などを整えたり，様々な素材や表現の仕方に親しんだり，他の幼児の表現に触れられるよう配慮したりし，表現する過程を大切にして自己表現を楽しめるように工夫すること．（下線著者，幼稚園教育要領，p21；保育所保育指針，p30）

実践例7　動くことを楽しむ

成長の個人差が大きい乳幼児の仲間作りには，大人の援助が必要不可欠である．友だちと同じ動き・ちょっとした触れ合いなどは，「仲間」を感じさせる有効な手段となる☆12．その手段の一つとして，歌に動きを加えて，身体表現の「語彙」(からだの動かし方・気持ちを込めた動き方・動きの組み合わせ方など) を増やしていく方法を探ってみよう☆13．

☆12：(理論編3，p31参照)

☆13：大泉双葉幼稚園，平成26年度の3歳児保育記録を基に構成 (担任：渡邉由紀子・都筑茜音)

ねらいと内容

歌 (歌詞・リズム) を動きのきっかけに利用して，一斉に動く楽しさを味わう．

対象年齢：2～3歳
人　数　：1クラス
準備するもの・環境構成：
- 子どもの興味や成長状況に合った，動きを引き出しやすい曲
- 保育室 (多少動いても安全な空間を確保する)

遊び方 (複数日にわたっての活動を想定したものである)

1.「おおきなたいこ」(小林純一作詞：中田喜直作曲)☆14
　おおきなたいこ♪ ──→ 全身で"大きい"を表す
　ドーンドーン♪ ──→ 飛び跳ねる，大きな声を出すなど
2.「むすんでひらいて」(作詞者不詳：ルソー作曲)
　その手を上に♪ ──→ 手を上にあげる
　【替え歌の例】
　ほっぺたに♪ ──→ 手を頬に当てる
　おひざに♪ ──→ 手を膝に置く (きちんと座る)
　前に出してから上に♪ ──→ 手を前に出してから上にあげる
3.「幸せなら手をたたこう」(木村利人作詞：アメリカ民謡)
　しあわせなら手をたたこう♪ ──→ 手をたたく
　【替え歌の例】
　立ってみよう♪ ──→ 立ち上がる
　そっと座ろう♪ ──→ 腰かける
4.「バスごっこ」(香山美子作詞：湯山昭作曲)
　おとなりに～♪ ──→ 隣の人の膝に触る☆15

☆14：大きなタンバリン (低音) と小さなタンバリン (高音) を弾き比べてみよう．

☆15 気持ちを込めて「触る」
「指1本でそっと」「手の平全体でピタッ」「手で，軽くポン！」他者との触れ合いで生じる感覚を大切にする．

横向いた上向いた～♪ ――→横や上を向く

5.「さんぽ」(中川李枝子作詞：久石譲作曲)

あるこう歩こう♪ ――→足踏みをする☆16

6.「きのこ」(まど・みちお作詞：くらかけ昭二作曲)

雨が降るたび降るたびに♪ ――→雨が降る様子を手(腕)で表す

ルルルル～♪ ――→からだを上に伸ばしていく

☆16 足踏み
行進の練習の始まりと捉えて「腕も自然に振れてくることに気づかせる」「曲のリズムに合わせて歩く」

指導上の留意点

・「個人の動き」と「相手と関わりを持つ動き」を，子どもの様子をよく観察しながら，

→椅子に腰かけたままでからだの一部を動かす

→その場で立ち上がる

→隣の子どもと触れ合う

→立ち上がって動き回る

など，興奮が集団として収拾できる範囲内で，段階を追って取り入れるように配慮する．

発展・応用

・「きのこ」の「雨が降るたび降るたびに♪」を使って，身体表現活動を展開させよう．

①雨の降る様子を表す：「ザーザー」「ポツポツ」など，自らの経験を踏まえて身体表現ができるように，刺激としての言葉を選ぶ．打楽器などを使用してもよい．

②雨の物語を演じる：雨粒になる…水たまりになる…お日様が出てきて，水たまりがなくなる(蒸発する…空気の中を漂う…雲になる)☆17．

③動きを活用する：身体表現活動中に見つけた動きを，運動会のダンスや劇に取り入れてみる．

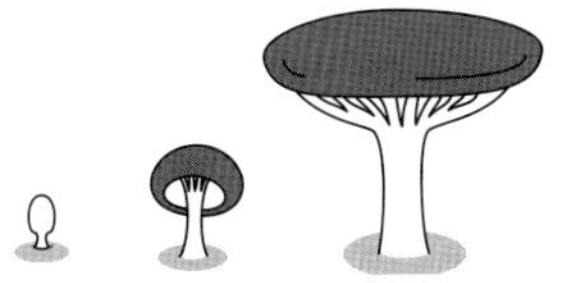

きのこが大きくなって，傘を開く

☆17「雨の物語」表現の方法
「雨粒⇒個人で」「水たまり⇒集団で」「蒸発する⇒個に戻る」「漂う⇒個で」「雲になる⇒水たまりとは違うまとまり方の集団で」

演習課題

1. 歌詞を手掛かりに，動きを考えてみよう．

①子どもと歌いたい歌を選び，歌詞に合ったからだの動きを作り出す

②その動きが子ども達にどのような反応を引き起こすか，予想してみる(静かになる，隣の子と仲良しになる，など)

③動きを引き出すための替え歌を考える

2. 保育室内で歌いながら動く時の，子どもの安全に配慮した机や椅子の配置について考えてみよう．

実践例2　表情の学習

表情に乏しい子どもがいる．わがままやウソ泣きなど，大人の反応を過剰に意識した行動をとりがちな子ども，親に喜ばれたい一心で良い子を演じ続ける子ども．様々な理由から自分の感情を素直に表現できない子どもにも，いろいろな感情を表現させることにより，表現の楽しさ・奥深さを体験させてみよう☆18．

☆18：大泉双葉幼稚園，平成26年度の4歳児保育記録を基に構成（担任：坂本真理子・池田茉友）

ねらいと内容

自分の気持ちを伝える技術を高める．良い子の反対側の悪役というもののの魅力に出会う．生活習慣がしっかりしている子ども（家でのしつけが厳しいなど）の「良い子でいなくては」という縄目をほどく．

対象年齢：4～5 歳
人　数　：1クラス
準備するもの・環境構成：
・感情を表したカード☆19　5 枚
・保育室

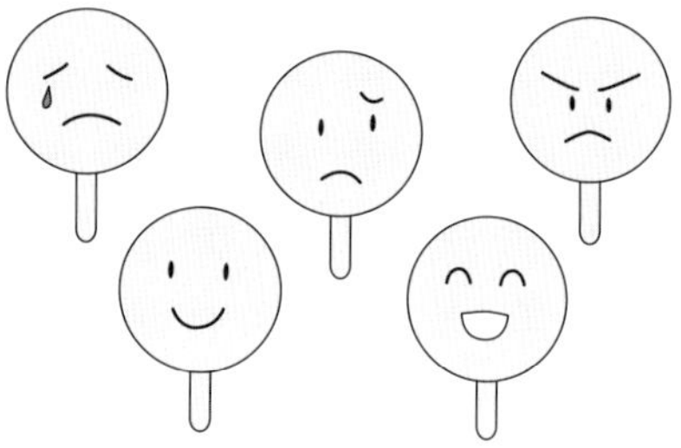

☆19「感情を表したカード」の種類
子ども達の反応を見ながら増やしてもよい．ただし，種類が多すぎて（または，似たようなカードで）子どもが判断に困るような事態は避ける．

遊び方（複数日にわたっての活動を想定したものである）

1. 「いないない　ばあ」「にらめっこしましょ　あっぷっぷ」などを，担任対子ども達で楽しむ．
2. 担任が感情を表情で表し，どんな気持ちか「表情クイズ」を出す．
3. その感情を表したカードと，表情・言葉を一致させる（笑っている・泣いている，など）．
4. 担任が，伏せてあるカードを一枚選び，そのカードの感情を代表の子ども達（2 人～数人）が「表情クイズ」にして，見ている子ども達が言い当てる．
5. 子どもが一人ずつカードを選び，「表情クイズ」をする（小グループに分けてもよい）．
6. カードなしで「表情クイズ」を行う．

指導上の留意点

・友だちが作った表情をからかうような言動は，慎ませる．
・嬉しかった，楽しかったことなど「快」の気持ちが思い出せるよう

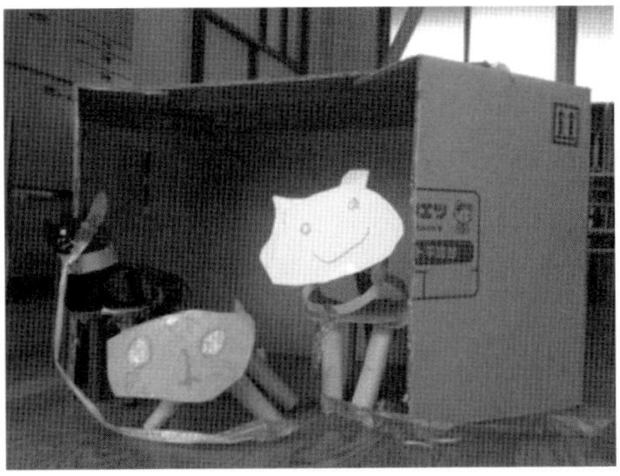

感情を表したカードの発展作品「お散歩ワンちゃん」☆20

☆20：（実践編3，p98参照）

な言葉かけを選び，心の安定を図る.

・「泣く」「怒る」の表現時，つらい体験を思い出させてしまうような言葉かけは避ける.

・クイズを出す時に，表情に加えて手の動きなどが自然に出てきた時は，受け止める.

発展・応用

・目合わせゲーム（相手と感じあうための練習）をしてみよう.

①子ども達の前に担任が立つ

②担任が子どもに視線を送る

③担任と視線が合ったと思ったら，あらかじめ決められた動作（手を挙げる，足踏みをするなど）をする

・ごっこ遊び・劇などで，悪役☆21も演じてみる.

・心のしこりを表に出して他者と共有すると，前向きな気持ちが生まれることに気づかせる.

☆21 悪役
お話の世界では欠かせない役割.「鬼がいるから桃太郎が活躍できる」「いじめられているカメを助けたから竜宮城に招待される」「悪が善を際立てる（こぶとりなど）」

演習課題

1.「感情を表したカード」の感情を，自分のからだの動きで表してみよう.

2. 話し手としての感じ方を体験し，聞き手・話し手双方に心地よい態度について考えてみよう.

①聞き手が話し手の目（顔）を見ている時

②聞き手の心がどこを向いているのかわからない時

実践例3　経験や発達に支えられた表現

試して納得した経験も大切だが，見て，憧れて，大きくなったからこそ挑戦できるという期待で待ち焦がれる経験も，幼稚園生活で欠かせない貴重な体験の一つである．ここでは，成長したからこそ実現できる「憧れ」を，運動会のダンスを例にしてたどってみよう☆22．

☆22：大泉双葉幼稚園，平成26年度の5歳児保育記録を基に構成（担任：矢澤裕美・藤田穂乃花）

ねらいと内容

子どもが素直に「かっこいい」と思える動きを取り入れて，運動会で披露する．お気に入りの曲と小道具を利用して，「ダンスをしたい！」という意欲を高める．

対象年齢：5〜6歳
人　数　：1クラス
準備するもの・環境構成：

・ダンスの曲と小道具
　年少組・年中組の時に，年上の子ども達のダンスに憧れて，運動会終了後，小道具を貸してもらい踊っていた子ども達が，とうとう年長組になった．その年長組の様子から，担任が決定する．ここでは，小道具として旗を使用した構成とした．
・最終的には園庭の活動となるが，活動当初は保育室などで動きを提示し（小グループも可），次第に広い空間で行うようにすると，クラス全員の様子を把握しやすい．

遊び方（複数日にわたっての活動を想定したものである）

1. 運動会への期待を膨らませる☆23．
2. 担任が踊るのを見て，まねる（振り付けを覚える）．
3. 隊形の変化も覚える．
4. 踊りに旗を加える．
5. 運動会で演じる．

☆23 期待の膨らませ方の例
・運動会が近いことを知らせる
「運動会は○月○日です」
「あと△寝たら運動会ね」
・万国旗を描いて飾る
・園庭にトラックを引き，走ってみる
・ダンスで使う曲をBGMとして保育室で流す

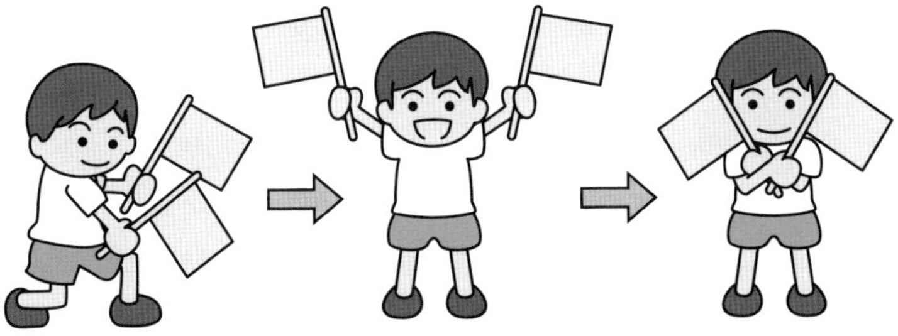

動きの流れの例

指導上の留意点

・一方的に踊りを教え込むのではなく，子どもが自ら「踊りたい」と思えるような指導を心がける．

・スナップを利かせて旗を振り下ろすと，パリッパリッと歯切れのよい音が出るので，「その音を出したい」という意欲を利用して，「音が出るような動き方を工夫する」⇨「動きが洗練される」⇨「踊っていて気持ちがよい（踊りが美しく見える）」ことを理解させる

・旗の棒の扱いには十分注意する（むやみに振り回さない，顔に向けない，持ったまま走らない，運動会後に年下の組に使わせる時には紙の棒に取り換えておくなど）

発展・応用

・どんな時の何を「かっこいい」と思うのか，日常の場面でも考えてみる☆24．

・きびきびとした動きを集団で演じて得た高揚感を，歌や劇などでも体感する．

演習課題

1. 成長に合わせて，運動会のダンス用小道具を考えてみよう．
2. その小道具がダンスを引き立たせるのはどんな動きの時か，考えてみよう．
3. その動きはどんな隊形で踊るとかっこよく見えるか，考えてみよう．

☆24「かっこいい」ダンス
「言葉を超えたコミュニケーション．世界が一つになれるのがダンス．それを教えてくれたのがMJ.」（ケント・モリ「ケント・モリのマイケル・ジャクソン」読売新聞，平成27年7月12日，日曜版5面）

☆25：（実践編3，p95参照）

コラム 表現が拡がる☆25

［2月16日］この何週間か，ペットごっこがお部屋で流行している．小屋を作り，自ら犬や猫になる．不思議なことに，毎年と言っていい程，年中後半には，この遊びがはやる．……ここ数日は進展もなくマンネリ化していて，どうにかならないものかと思いながら見守っていた．

今日午後，めずらしくA子とM子が，この遊びを始める．しかしA子は，年少組の部屋から犬のぬいぐるみを借りてきて，それをペットにした（先週は自分がペットになっていたのに）．それを見ていたM子は「私は，ペットを作る！　先生，茶色の紙ちょうだい！」と言って作り始めた．思わず私もお手伝い．すると，本人大満足のおさんぽワンちゃんができあがった．ワンワン吠えていたS男・T男は，じーっとその様子を見ている．しばらくしてH男は「僕は白い猫を作りたい」と器用に作り上げた．A子は，M子に借りて，ワンちゃんのお散歩を楽しむ…さて，ペットごっこに変化が訪れるのか？（坂本）

［2月23日］先週から，ペットブームが訪れている．始まりはM子で，今日は新たにY男・R男・S男・K子・N子が制作．この5人，比較的作ることが苦手．しかし，皆が作っているペットたちが，簡単にできる割にかわいく，苦手な人たちも満足できたよう．……作る工程も，完成したものも，それぞれ違って面白い．……R男・N子は，細かく丁寧．……S男は，顔を描くことが苦手であまり描かなかったが白い紙に描くのではなくて立体を作るためだと意識が違うのか，楽しそうに描いていた．……「目がキャラメル色だから，キャッちゃん」「昼は犬だけど，夜になると猫になる」などと，ストーリーがある．……そしてその後，大切なペットたちをテラスでお散歩させていた．暖かかったため，シートも敷き，汗を拭いてあげたり，エサをあげたり，抱っこしたり．末っ子やひとりっ子の子ども達だからこそ，“お世話”ということに憧れ，嬉しそうだ．（池田）

（年中組担任の保育日誌から）☆26

☆26：大泉双葉幼稚園，平成26年度年中組保育日誌（坂本真理子・池田茉友）

文　献

舞踊文化と教育研究の会編（2008）松本千代栄選集2，人間発達と表現－幼・小期－．明治図書出版．

倉橋惣三（1976）幼稚園真諦．フレーベル新書10，フレーベル館．

厚生労働省（2017）保育所保育指針．

文部科学省（2017）幼稚園教育要領．

中澤智子，伊集院理子（2013）お茶大子ども学実践研究1，表現の生まれるところ．お茶大ECCELLプレス．

津守　真（1989）保育の一日とその周辺．フレーベル館．

実践編

4 模倣性を経験する

子どもにとって生まれてから乳児期を経ての成長過程の中，生活全般の行動はすべて「模倣」活動から始まっている，と言っても過言ではない．

彼らは，自分の最も身近な保護者，兄弟姉妹を始め，集団の中で生活をともにする仲間や先生の言葉・行動，生活習慣などの体験を知らず知らずに「模倣」しながら覚えていく．つまり，「模倣」活動は乳幼児期においては生活習慣や遊びとは切り離せない未分化な活動である．

本章では子どもが生活や遊びの中で繰り返し行う活動を「模倣遊び」（まね遊び）として再現したり，発展させるためのヒントになる教材を段階的に提示する．

子ども達が様々な「まね遊び」を経験しながら，自分のからだをバランスよく動かすことができ，自分自身あるいは自分の仲間と，時には相手を認め，時には周りに認められる遊びの経験を繰り返しつつ，信頼関係を築けるように行うことが望ましい．

1.「模倣活動」は生活の一部

☆1：(理論編1，pp6–7；理論編2，pp16–18参照)

「模倣」[☆1]という行為は子どもの生活全般とは切っても切れない関係にある．特に幼児期は毎日の耳に入った言葉を繰り返し，周りの人が行った動きを知らず知らずの内に模倣しながら成長していく．子どもの興味を引く言葉（音刺激含む）や動きを保育者が効果的な言葉かけや働きかけと共に再現してあげると，子どももその動作や言葉を「心地よい」あるいは「楽しい」体験として無意識の内に，まるごと獲得していく．

乳幼児期の模倣の一例をあげてみよう．

生後約8カ月の乳児をベビーチェアーに座らせたまま，顔を見て，保育者が口をすぼめるような顔をすると，初めはこちらの顔を注視する．

この時，信頼関係のある保育者（保護者を含む）が，様々な顔の表情をゆっくり変化させてみると，乳児も同じような表情を始める．保育者側は面白いので，どんどんエスカレートして顔を近づけてみると乳児も近づけてくる．あまりの模倣（まね）のうまさと驚きでこちらが声を出して笑い始めると，乳児も同様に声を発して笑うのである．

このように，乳幼児期は周りの大人の「模倣活動（まねをすること）」で周りの世界を体得していく時期なのであるから，保育者は子どもの模倣活動の背景にある状況や意図を素早くくみ取り，遊びが自然な流れの中で意欲的に展開できるよう支援を行うべきである．

2．発達段階における模倣

子どもにとって「模倣活動」が生活の中で幅広くかつ長期に継続され，発育過程において重要な役割を果たすことは言うまでもない．

それでは子どもの生活の一部とも言える「模倣活動」は，それぞれの年齢でどのように発達するのであろうか．具体的にはおおよそ何歳頃にどのようなまねが可能であるのか，各年齢における模倣活動の様子を以下にまとめる．

1）0歳から1歳（6〜12カ月）にかけてできる模倣の様子

相手（保育者）が保育中に乳児に対して働きかけた顔の表情や，音に反応した時に同じことを行うことができる．前述したが，8カ月の乳児に顔を近づけ「おー」という声を発すると，同様に顔を接近させ同じ表情を作ることが可能であり，発声も同じように行おうとする．

この場合，「まねしてみてね」などの声をかけて行わなくても，こちらのやることを自然に観察し，一人で始めることができる．同時期に，小さなおもちゃを乳児の目の前において転がして見せると，おもちゃをつまんで動かすような細かい手指の操作は無理であるが，自分の手でおもちゃを動かす，あるいは触ろうとする．

2）1歳から2歳にかけてできる模倣

1歳頃には歩行運動による移動が可能になり始め，ゆっくりと自分の行きたい場所を目指して移動できるようになる．引き続き0歳から1歳期に見られる保育者からの働きかけや音刺激などに反応できる．また，保育者の行う簡単な体操を見て，「立つ－座る」「手を挙げる－下げる」など一部の動きをまねしようとする．また，じっと立ち止まって保育者の行う体操や仲間を注視するタイプの子も出現する．これらの子どもも模倣行動の準備段階と考えられ[☆2]，時間経過と共に同じことができるようになる．

☆2：（古市，1998）

3）2歳から3歳にかけての模倣

この頃は，移動行動（歩行，走行）がさらに発達し，スピードが増してくる．さらに友だちと手をつないだりからだを触ったりと，自分の意思の通りにからだを動かすことが可能になってくる[☆3]．模倣活動に関してもからだの一部だけでなく，からだ全体に注意が向けられる．例えば，2歳を越える頃になると，手の動きと同時に足も動かそうとする様子が見られたり，歌やリズムも動作に遅れながらもまねできたりする．

☆3：1歳半の時期だと足はまねできるが，手の動きはできないなど，まねする意欲は見られるが，身体的には一部だけのまねにとどまる．

4）3歳から4歳にかけての模倣

2歳から3歳にかけては，不完全ではあるが，からだ全体で模倣しようという意欲が見られる．3歳以降は，さらにからだの細部に注意が向き，よりいっそう動きを正確に捉えることができるようになる．周りの仲間や保育者の行う活動，さらに興味が湧いた「動き」を他の刺激（言葉，音楽，ビジュアル的タイミング）と共応させたまねができるようになる．また，他者を意識した模倣活動[☆4]も始まる[☆5]．

☆4：自分以外の仲間がいるのでまねして一緒に遊ぶ，先生や仲間に見ていてほしい，褒めてほしいからまねする，といった場面が増えてくる．

☆5：（福田，2008）

5）4歳から5歳にかけての模倣

3歳から4歳時はさらに正確な模倣活動が可能になるのに加え，それまでのように遊びが自分の模倣活動の完成で終了するのでなく，他者も巻き込んだ「コミュニケーション」的要素を強めてくる[☆6]．

☆6：意図的に友だちのまねをして相手の反応を見て楽しむ，他児とまね遊びの正確さを競う，など．

保育者は，これら一連の模倣活動における子どもの発達過程を押さえた上で，年齢や段階にふさわしい模倣遊びを設定できることが望ましい．

3．模倣の意義

☆7：（理論編2，pp16−18参照）

「模倣＝まね遊び」☆7を行うことは，子どもにとってどのような意味があるのだろうか，考えてみよう．

第一に，まねして見ることで模倣する対象に親近感が湧き，さらに仲間との対比や保育者の言葉かけで，物理的な活動や知識，興味等を得る可能性がどんどん広がる．まね遊びは疑似体験であるから，実際にやった経験があればやったことなく行うよりも知っているイメージをもとにまねができる．また，活動の経験や知識がなく，初めてであっても「自分はとても上手にできた」ような気分になれたり，仲間と同じように「それまでもよく知っていたような気分」になれたりする．

乳幼児で行う場合は，ほとんどのまねや動きは自分たちの知らない知識や初めての活動である．したがって，彼らがその活動に興味を持ったり，楽しくなりそうな言葉かけ（「おもちになろう」の時は「のびるよー，のびるよー」「おもちってやわらかいよね」など）と共に遊びを提示してあげるとよい．

このように，まね遊びを行うことで，本物を体験する機会に恵まれた際も，その活動に対して「自分は知っているんだ」「自分はできるんだ」という自覚や自信につなげていくことができる．

後で紹介する実践例はこうしたポイントをふまえて作成されている．実際にまね遊びになる対象や活動を知らなくても，自然に興味がわき基本的知識を獲得しやすい題材（楽器，おもち等）に設定してあるので参考にしてほしい．

第二に，幼児期にまね遊びをすることで，空間認知や時間の認識，まね遊びの仲間にもたらす自分の影響など，多様な要素を無意識の内に把握し理解するようになる．

例えば，実践例1の「先生のまねっこをしよう」では，乳幼児期で行う際は，からだの一部分（上半身の動きや首の振り）だけといったシンプルな動きから，だんだんとからだごとイメージを掴んで動けるようなものにつなげていく．最後には動きのタイミングやリズム，間のとり方まで挑戦できるようになる．

年齢の高い子どもを対象に行う場合は，先生と対面して「鏡のように」まね遊びをすることもできる．この場合，右手のまねは左手でまねしたり，相手が顔を近づけると自然と自分も顔を近づける動作になる．時間的にも，相手のまねを遅れずやろうとすると「歌の輪唱」のように，活動を区切りなくどんどん継続させる必要がある．からだは動作のまねをする一方，観察を通して頭の中では次のまね活動を把握し身体活動につ

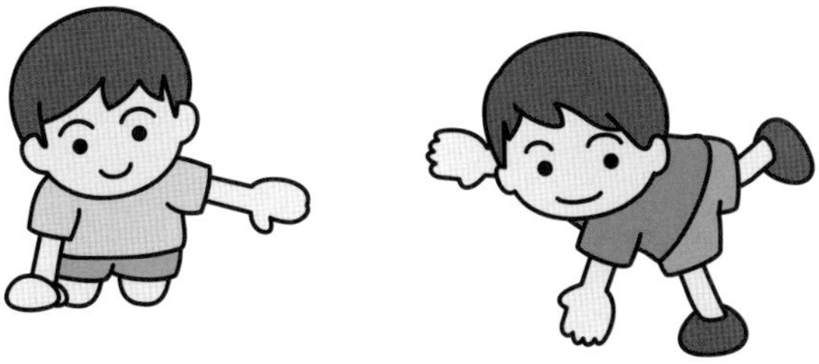

上手にまねっこできるかな？

なげる．さらに相手のまねするテンポを遅らせたり，相手を「もっと動かしたい」などまね遊びの内容を調整していくことも可能となる．幼児期にまね遊びを行うことで，視野から入る外界の刺激をからだ全体で上手に再現できるようになる．

最後に，まね遊びはそれ自体が多くの場合，コミュニケーションのツールになっていることは言うまでもない．子どもは無意識の内に興味を持った仲間や保育者のまねを行い，それが遊びや対話のきっかけになったり，自分のまね遊びそのものの評価を相手に求めてくる場合もある．具体的には3歳頃までのまね遊びは，興味ある相手や対象のまねをしながらも，「まねをしてみる＝自分ができる」ことが意識の中心である「自己完結」的まね遊びである．しかし，それ以降は加齢に伴い，自分だけでなく相手や周囲に対する意識が高まり，「仲間がどんな風にまねしているか」「自分も見て欲しい」といったことに注意を払えるようになる．5歳くらいになると，まねされるのを嫌がる仲間の様子を観察しつつ，意図的にまねを継続させて仲間と「けんか」が起こるような場合もある．が，それとて，まね遊びがコミュニケーションとして相手に何らかのメッセージを送っているからに他ならない．

上記のように，まね遊びの意味（模倣の意義）を考えていくと，子どもが日常の生活を送る中で様々な身体的，心理的発達過程の中で重要な役割を果たしていると考えられる．

昨今は住環境や保護者の事情などにより家庭環境・家族形態が多様化し，家庭での保育内容の格差が目立つ社会となってきた．これに付随し生活経験のとぼしい子どもも増えている．そうした中で「まね遊び」やまねを連続させた「ごっこ遊び」が少しでも子どもの遊びや生活体験の充実に役立つよう取り入れていきたい．

実践例 1　先生のまねっこをしよう

自分の身近にいる人の活動をしっかり観察して，動いてみる．ここでは「先生」のまねをしてみる．

ねらいと内容

保育者のからだの動きをまねしながら，同じ動きを一緒に行う楽しさを知る．保育者は子どもの年齢や理解の程度に合わせて，いろいろな動きに挑戦させる．

対象年齢：1 歳以上
人　数　：2 人以上
準備するもの・環境構成：
・障害物のない空間

遊び方

1. 保育者と同じようなポーズをする．
例：「まねっこ，まねっこ．先生みたいにできるかな？」
2. 保育者がポーズを変え，子どもが同じようなポーズをする．
例：もっと大きく，もっと小さくなど．
3. 保育者がその場で足踏みをし，子どもがまねをする．
4. その場でジャンプをする．保育者は「ジャーンプ！」のようなかけ声をかける．
5. 子ども達の中に保育者が入り，保育者のかけ声でみんなでまねっこする．

指導上の留意点

・保育者は子どもが遊び方を理解しやすいように，大きく，ゆっくり動作を行う．
・保育者はあらかじめ年齢によってどんな動きがまねしやすいか，日常生活でよく出る動き，あまり出ない動き，などを観察しておくとよい．

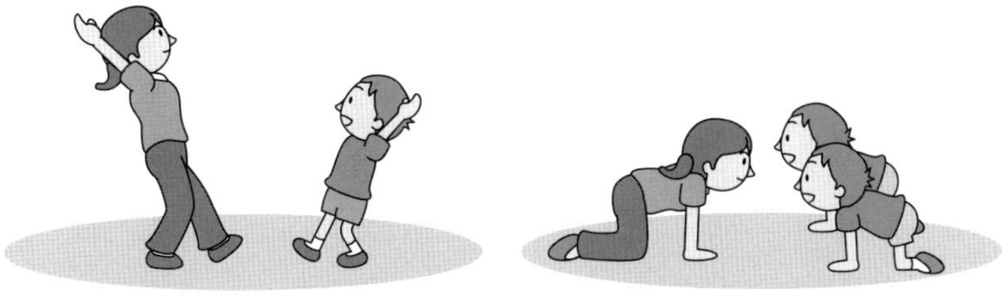

先生と向き合って

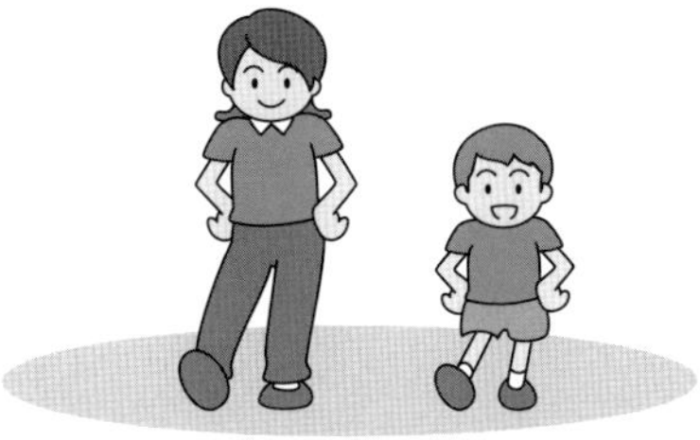

先生と横に並んで

発展・応用

・保育者が子どもにタッチしたり，手をつないだり，なでたりなど，からだを触れ合わせる動きを入れて一緒にやってみる．

・年齢の高い子どもで行う場合は，保育者と横に並んで同じ動きをしてみる．

演習課題

1. 子どもからよく出る動き，出にくい動きを考えてみよう．
2. 列になり，伝言ゲームのように「まね」を後ろの人に伝え，後で，始めと終わりの動きを比べてみよう．

実践例2

エアー楽器遊び
～自分のやってみたい楽器をエアーで挑戦してみよう～

「エアーギター」という言葉に代表されるような「楽器演奏におけるまね活動」を参考にして，みんなでいろんな種類の楽器や演奏の仕方を経験してみよう．

ねらいと内容

エアー楽器遊びは，子ども達が様々な楽器の演奏者になって演奏するまねを行いながら，いろいろな種類の楽器の特長や音の出し方があることを理解させるねらいがある．

まずは，子どもの周りにある様々な楽器をどんなふうに演奏するのか，保育者の見本やテレビ・DVD，本，写真などを参考にしてまねしてみよう．初めに誰でもよく知っている「ピアノ」や「タンバリン」，「カスタネット」の演奏者になったつもりで，出る音も自分で発声しながら遊んでみる．

対象年齢：3 歳以上
人　数　：何人でも
準備するもの・環境構成：
- 演奏者が出てくるような写真や DVD（オーケストラでもよい）
- 楽器やいろいろな写真
- 障害物のない空間

遊び方

1. 楽器そのものの写真や演奏している画像，絵本，また保育者自身が演奏のまねを見せるなどして，子どもが楽器演奏のイメージを作れるようにする．
2. ピアノやタンバリンなど身近にある楽器を例にして，保育者と一緒に演奏するまねしてみる．子ども達と話す中で，保育者が楽器の扱い方も確認してみる．
3. 音の特徴や面白い声音などを保育者とまねしてみる．リズムを取りやすく，みんなが知っている曲を決める．あらかじめみんなで前もって口演奏してみる．
4. その曲に合わせて演奏しているつもりで，たたくふり，弾くふりをしてみる．

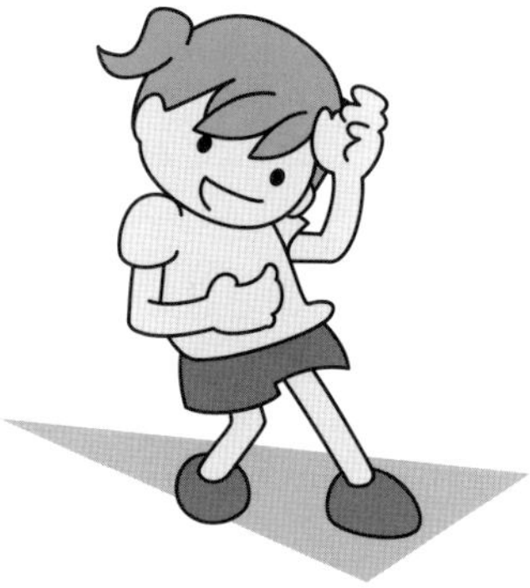

エアーギター

指導上の留意点（遊び方に即して）

・年齢に合わせて，身近な楽器をいくつか取り上げそれぞれの楽器のイメージを共有できるようにしておき，必要に応じて保育者が演奏するところを見せる．

・保育者が，子どもがまねをしようとする楽器を理解したら，「ピアノをひいているね」「タンバリンをたたいているね」など声をかけてあげると，他の子どもも理解が早まるし，まねもしやすくなる．

発展・応用

・それぞれ違った楽器を選ばせて，みんなで比べてみる．

・あらかじめ自分のまねする楽器を決めて，順番に何を演奏したかクイズのようにあてっこをして遊んでみる．

・みんなが遊び方を理解できたらオーケストラになったつもりでやってみる．指揮者（保育者）の合図で，各自が自分の楽器を最後まで演奏が続けられるか，がんばってみる．

・慣れてきたら，意図的に移動運動を入れつつ演奏してみる．自分の歌やリズムに合わせて踊れるように動いてみる．

演習課題

1. 一人で行うエアーギターからどのような動きの発展ができるのか考えてみよう．
2. 集団で行うエアーオーケストラの指導内容を考えてみよう．

実践例 3 生活の中にある身近な「もの」のまねをしてみよう！ ～おもちになろう～

子どもの生活の中で，季節の行事として身近な「もち」をイメージし，もちになって動いたり，もちをついたり，丸めたりなどのもち作りの工程を遊びながら体験してみよう．

ねらいと内容

日本の伝承文化の一部である「もち」をとりあげ，もちの形状や触感をまねしたり，もちの調理や食べる時の気持ちになって体験してみる．

対象年齢：4 歳以上
人　数　：何人でも
準備するもの・環境構成：
・障害物のない空間

遊び方

1. 子どもに想像しやすいように「もち」に関連した話をしてみる（お正月に食べたこと，お祝いの時に「おもち」を食べたなど）．
2. 「もち」ってどんな食べ物か，どんな特徴があるかなど，みんなで話してみる（やわらかい，ねばねばする，伸びる，どんな形にもなるなど）．
3. 初めに「もち」を食べている様子を保育者が行い，その後保育者のまねをしてみんなで食べるまねをする．
4. 自分がもちになったつもりで，伸びる質感や丸められる様子をまねしてみる．
5. 餅をつくる（つく→水を入れる→板に広げる→丸めるなど，その時の子どもの年齢や知識に応じて）様子もやってみる．

指導上の留意点（遊び方に即して）

・保育者が「何をしているところか」を話しながらまね遊びを行う．この場合，自分が「もち」になる時と「もち」を作る人になる場合があるので，年齢と状況に合わせて子どもが理解しやすい，あるいはまねしやすい方を適宜選んで行う．また「もち」になっている最中に，「もちをつく人」に変わっても構わない．

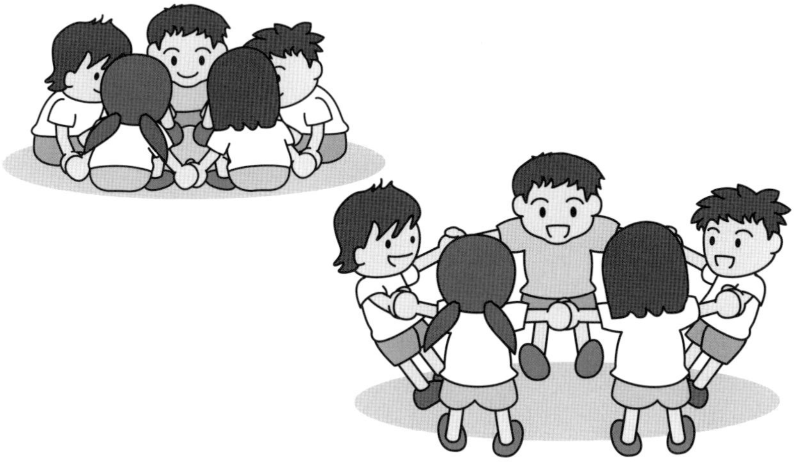

おもちが膨らむよ

・成長に伴い，子ども達は自分が「もち」のまねをしている場面と作業をまねする場面の違いを理解できるようになる．保育者はその時に子どもの理解度に応じて効果的な言葉かけや説明を加える．

発展・応用

・「もち」の様子をまねする時は，一人でやってみたり，グループになって手をつないで，引っ付いたり，離れたりしてみる．
・一人が「もち」をつく人，他の子が「もち」のまねをしてみてもよい．
・グループに分かれ，他の子の「もち」がどんな様子なのか，交互にクイズ形式にして当てっこし合う（ビヨ～ンと伸びているところ，など）．

演習課題

1. いろいろな「もち」の形を表すことができるような言葉かけを考えてみよう．
2. もちのまね遊びからクイズやゲームに導く方法を考えてみよう．

コラム 「エアー」のルーツ

「エアーギター」や「エアーミュージシャン」という言葉は，もともと1980年頃の欧米で，ロック（Rock）という音楽シーンの中で生まれたものである．欧米各地で行われていたロックコンテストの際に，その「おまけ」的催しとして「音楽でなく，どれだけ演奏しているまねが上手か？」を基準に行われていたものが市民権を得て，現在の「エアーギター大会」となっていった．最近では，日本でもこの分野のミュージシャンがTVにも登場するようになってきたし，イベントだけでなく「エアー○○」というと○○のまねを意味する用語としても受け入れられつつある．

こうした現象は，本章のテーマである子どもにおける「模倣性の経験」を，大の大人が「エアー」という概念を用いて真面目に取り組んでいる事例の一つと言えるだろう．同時に「まね遊び」はそれぞれの年代に合わせて取り組む価値のある奥深い遊びであるということは間違いないようである．

文　献

福田倫子（2008）幼児の遊びにおける模倣．東京大学大学院教育学研究科紀要，48：268-276．

古市久子（1998）幼児におけるダンス模倣の過程において．大阪教育大学紀要，46：193-206．

村井潤一編（1986）発達の理論をきずく（別冊発達4）．ミネルヴァ書房．

ピアジェJ，大伴　茂訳（1968）幼児心理学 第1（模倣の心理学）．黎明書房．

佐々木正人（1987）からだ：認識の原点．p33，東京大学出版会．

実践編

5 想像力を養う

子どもの頃好きだった遊びを思い返してみると，ままごとやヒーローごっこなど，ほとんどの遊びの根底には「想像」の世界があったことが思いだされるであろう．想像すること（イメージ）は，子どもにとっては自然な行為であり，とても楽しい活動の一つである．また，想像することで生まれる豊かなイメージの世界は，子どもの発達にとって大切な役割を果たす．

本章では，子ども達の大好きな「想像すること」から，表現遊びへとつなげていくために，保育の場で親しみのある絵本や，童謡からの実践例をいくつか紹介する．これらの活動は単独で行われて成立するものではなく，日々の保育の中から子どもの興味関心に基づいた題材を見つけ，子どもの想いを取り入れながら自然な形で表現活動へとつなげるような実践が望ましい．また，子どもの想像力を創造力へとつなげていく保育者の役割についても同時に考えていくことで，より学びが深まっていくであろう．表現活動を通じて，保育者と子どものからだが生き生きと交わることで生まれる“温かな関わり”を期待したい．

☆1：(理論編1，pp6−8参照)

1．子どもの想像力[☆1]

子どもの生活は主に遊びによって形成されている．遊びの中で見せる子どもの想像力はとても豊かで大きく，子ども達は現実世界と空想の世界を自由に行き来することができる．その姿を見ていると，発想の豊かさ，面白さに驚かされることもある．また，子どもは「なりきり」の天才であるため，ヒーローごっこやままごと遊び，動物の模倣など，簡単に対象物になりきることができる．子どもの想像力は，子ども自身が持つ探求心や好奇心を軸とした生活環境や外からの刺激や，人的環境となる保護者や保育者の姿，働きかけによって生まれる．

子どもは年齢を重ねることで，生活経験や語彙力が増し，想像の世界に深まりが期待される．その深まりを生むための一助となるのが，物語の世界である．子どもの大好きな物語は，絵本，紙芝居，手遊びや劇遊びを通じて，保育の場や，家庭など，常に子ども達の周りに存在している．子ども達は物語の世界に繰り返し触れる中で，物語の世界に入り込み，言葉やからだなどで表出することを楽しむようになる．その過程には必ず想像するということが伴っていく．

☆2：(幼保連携型認定こども園教育・保育要領，pp20−33；幼稚園教育要領，pp14−21；保育所保育指針，pp13−31)

保育内容5領域[☆2]は相互に関わり合いながら深めていくものとされており，特に領域「表現」は，言葉を主軸にして展開される手遊び，歌，絵本，紙芝居などに代表されるように，領域「言葉」との関連性が高い．子どもは様々な空想世界に触れることで豊かな創造力を体得していく．保育者はその過程をよく理解した上で実践を行っていくことが望ましい．

2．からだを介した関わりの大切さ

保育者を目指す養成校の学生たちの多くは「子どもの気持ちに寄り添うことのできる保育者を目指したい」という願いを持っている．しかし，保育経験の浅い学生は，実習の場において子どもに言葉主導で自らの思いを伝えようとしがちになってしまう．語彙力，生活経験の少ない子どもにとっては，言葉を中心とした関わりは伝わりにくい．そんな時，からだによるコミュニケーションが大きな役割を果たすであろう．

熟練の保育者は「こっちに集まりましょう」という言語指示だけではなく，大きく手を振りながら声をかける．また，「静かにしましょう」ではなく，「シー」と人差し指を口元で立てるだけで子どもの注意をひきつける．子ども達に伝わりやすい表出方法を経験から習得し，それらを自然と実践することができる．また，泣いている子をやさしく抱きしめる，子どもと目線を合わせる，嬉しい時はハイタッチをする，などの身体接触を通じて子どもに精神的な安心感を与えて信頼関係を深めていく．からだを介することで得られる保育者の温かさ・やさしさは，子どもの心に保育者の想いを伝える役割を果たす．学生には，豊かな表情，様々な身体接触を通じて子どもの気持ちを汲み取るような関わりをしてほしい．そのためにも，子ども達の日々の小さな変化や感情表現，雰囲気のなどの表出に目を向ける努力を怠らないのはもちろん，自分自身の気持ちの変化にも心を留めながら生活するよう心がけたい．

3．イメージの発達過程

子どもの心の中にあるイメージを，目に見える形にするのが表現遊びの大きな楽しみの一つである☆3．子どもは，アウトプットの作業を繰り返し行う中で，表出することの楽しさや面白さを味わいながら表現の世界を深めていく．もともと子どもの表現は大変素朴な形で表出される．また，表された表現は未分化な状態であることから，一見捉えにくくわかりにくいと感じることもある．しかし，どの子どもにも思いがあり，その思いを一生懸命，言葉や感情，雰囲気で伝えようとしている．子どもが一生懸命伝えたいという想いを汲み取り，想いを受け止めるというシンプルなやり取りを繰り返すことで，子ども達はより伝わりやすい表出方法を身につけていくと考えられる．

☆3：（理論編2，pp18−19；理論編4，p39参照）

ここで課題となってくるのが，保育者自身のからだのあり方である．保育者は，表現を受け止める過程を繰り返す中で，個々の違い，発達を汲み取り，その子の世界を理解できることが求められる．その際に，素朴な形で表現された「形」を一般的な事象としてまとめてしまうのではなく，子どもが何を伝えたいかの本質の部分を感じ取ることが重要である．これらのことを子どもの表現遊びに置き換えて考えると，子どもに対して形を決めた「定型的な表現」に導くのではなく，それぞれの子どもから生まれた表現をまるごと受け止め，一人ひとりの想像世界を大切にしながら楽しめるようにしていくことがポイントとなるであろう．

また，それらをうまく引き出すための題材選択も重要な要素となる．例えば「ゴリラさんになってみましょう」と言われると，手で胸をたたく姿をよく目にする．しかし，ゴリラは腕を大きく振りながら歩いたり，木に登ったりとアクティブに活動している．ぱっと思いついた印象深く特徴的な一つの動きだけではなく，対象物を研究し様々な形で表現へとつなげていくことで動きのバリエーションが増えていく．保育者が多様な見本を示し，柔軟な発想を持つことで，子どもの身体表現世界はさらに豊かな拡がりを見せていく．

柴は，幼児期における身体表現・ダンスの表現対象（題材）について「指導者は子ども達が表現対象に対して，興味を持ち，豊かに感性を働かせ，イメージを豊かに広げることができるような題材を選択することが必要である」☆4 と述べている．保育者自身も，様々な角度から題材に着目できるよう，常に自らの感性を磨き，柔軟な発想で表現できる素地を養いたい．日頃から様々な物語に親しむのはもちろん，日々の生活における他者との会話，自然と触れ合う中で感じる季節の移ろい，美術館や博物館で本物の芸術に触れることで新しい発見を得るなど，生活の中で自らの感性を豊かにするよう努めたい．保育者は人的環境として子どもに大きな影響を及ぼすため，自らの豊かな感性がそのまま子どもの表現につながっていくことを忘れないでいたい．併せて，子ども一人ひとりが安心して自分の想いを表現できる環境が大切である．子どもは「自分の想いをわかってもらえた」という嬉しさを持つことによって次の自己表現への強い意欲が生まれる．子ども一人ひとりの個性から生まれる多様な表現を認め，助長できるような言葉かけを沢山することで子どもの伝えたい想いがより強く，鮮明になっていくであろう．

☆4：（柴，1993，pp197−198）

4．想像力を育むために

豊かな想像力を持つ子どもは，感じたり，考えたりしたことから新しいものを生み出すための，創造的な活動☆5 に対しても意欲を持っている．その活動は，保育者の言葉かけ，友だちとの関わり，教材や遊びの展開によって大きく拡がり，膨らんでいく．想像と創造を繰り返すことで拡がるダイナミックな表現活動は，他者との関わりがあってこそ深まりを増していくものである．これこそが，集団生活の中で子ども達が他者と関わりを持つことの意義であり，子ども達に身につけてほしい大切な力の一つである．

☆5：（理論編3，p33参照）

一方で，創造的な活動には課題となる側面も持ち合わせている．子ども達が創造する楽しみを味わう活動は，成果を発表へつなげていくことが多い．そのため，表現活動は行事との結びつきが強く，発表の良し悪しに意識が向いてしまう可能性もある．創造的な活動から発表へとつなげる場合は，日常の保育の中で表現の楽しさ，喜びを十分に体験した上で，子ども達自身が「観てもらう喜び」を感じる発表でなければならない．過程を重視しないと，表現に対しての苦手意識や嫌な想いを与えてしまう場合もある．大場によれば「子どもの表現活動は，結果よりも活動そのものが楽しい」また，「出来上がりそのものにはあまりとらわれないで，自分でつくっている行動そのものを楽しんでいる（それを「大まかな表現」と定義)」[☆6]と述べているように，保育者は成果よりも子どもの伝えたいという想いを育てることこそが大切であろう．

子どもは，これからの成長過程で今後様々な「表現」と出会うことが予想される．幼児期に培われた表現を楽しむ心は，子どものからだの中で生き続けていく．それは，日常生活における自己表現にも影響を及ぼす．保育者は乳幼児期の表現活動がその素地をつくる役割を果たすことをしっかりと理解したい．後述する実践例では，想像力を育むための絵本や童謡を用いた身体表現遊び[☆7]を紹介する．実践を通して，想像力を育む活動の面白さ，楽しさを十分に味わって欲しい．また，童謡，絵本などの中から，子どもが興味を持ちそうな題材を切り口として表現へとつなげる工夫をしている．

実践例1・3では，絵本を題材とした表現遊びを紹介する．「おおきなかぶ」「パンダなりきりたいそう」では，絵本に登場するかぶやパンダの気持ちを想像してからだを動かす楽しさを感じることができる．絵本の世界に入り込んで楽しめるのは乳幼児期の子どもならではの遊びである．個々で遊ぶことに慣れてきたら，他者との関わりを楽しむのも面白い．そうすることで想像の世界はより拡がりを見せていくであろう．併せて，同じような場面を持つ題材（絵本や歌）であれば，アレンジを加えることでさらに工夫した遊びに発展することが期待できる．

実践例2「動物園へ行こう」では，子どもに親しみのある歌を用いて動物の模倣を楽しむ遊びを紹介する．活動への導入として，写真や絵本の活用はもちろん，遠足などの実体験と重ね合わせることで，子どもの興味に基づいた活動が期待できる．恥ずかしがることなく思い切り模倣(まね)[☆8]することを楽しめる時期であることから，動物という題材は扱いやすい．みんなで様々な動物になりきって遊ぶことで想像の世界を存分に味わいたい．

これらの遊びでは，じっくりと時間をかけて取り組む楽しみはもちろん，絵本の読み聞かせを導入とし，数回に分け，継続的に展開するなど様々な楽しみ方がある．また，その積み重ねを活かし形，劇遊びや発表へとつなげるのも楽しい．また，身体表現活動に難しさや苦手意識を持っている保育者も，絵本や童謡，物語を用いることで表現の世界に取り組みやすいのではないだろうか．「この歌でも楽しめるな」「次はこの絵本でやってみよう」と意欲的に題材を探していくことも楽しんでほしい．これらの活動を通して保育者は言葉かけ，動き，表情，温かな雰囲気から，表現の楽しさを伝えられるようにしていきたい．保育者自身の豊かな想像力は，子どもの想像の世界を深めるための大切な鍵となるであろう．

☆6：（大場，1996，p183）

☆7：（理論編2，pp20−21参照）

☆8：ロジェ・カイヨワ（Caillois, Roger）は，遊びの持つ性質を，競争（アゴーン），偶然（アレア），模擬（ミミクリー），めまい（イリンクス）の4つに捉えている．模倣はこの中の模擬に当たり，子どもの遊びの中で自然に登場する行為であると考えられる（アンリオ，1973，p66）．

実践例1　おおきなかぶ

子ども達に親しみのある絵本「おおきなかぶ」[☆9]を用いて，お話の世界を基にイメージを拡げていく[☆10]．また，劇中のセリフに着目し，登場人物になりきり簡単な劇遊びを通してお話の世界を楽しめるよう働きかける．

☆9：（トルストイAN再話，内田莉莎子訳，佐藤忠良画（1966）おおきなかぶ．福音館書店）

☆10：（理論編3，p34参照）

ねらいと内容

絵本「おおきなかぶ」からイメージを拡げ，登場人物になりきって様々な動きを楽しむ．また，絵本の中の言葉にリズムを持たせ，リズムから来る楽しさを大切に身体表現活動へとつなげていく．活動の中に簡単な劇遊びの要素を取り入れ，絵本の世界を表現する楽しさを味わう．

対象年齢：3～4歳

人　数　：10人程度

準備するもの・環境構成：

・動くことのできる広い空間（遊戯室など）

遊び方

1. 保育者が絵本「おおきなかぶ」の読み聞かせをして，子ども達にどの部分が面白かったか，印象に残ったか問いかける．
2. お話に出てくる土の中の「かぶ」になりきって転がったり，伸びたりしながら遊ぶ．
   例：「土の中はどんな様子かな」「寒くないかな」「かぶは丸い形をしてるよ」「土に向かって頑張って」とイメージが深まるような言葉かけをする．
3. 絵本の中で繰り返し登場するかぶを抜く場面へとつなげる．
   例：保育者がかぶ役になり「うんとこしょ，どっこいしょ」の部分に節をつけて引っ張るまねをする．子どもはかぶ役になり「もう少しで抜けそう」「そろそろだよ」とやりとりを楽しむ．
4. 今度は子どもが，かぶ役とおじいさん，おばあさん，孫娘，動物たちに分かれて劇遊びを楽しむ．より楽しむために，お面等を用いたり，かぶ役の子に気持ちをインタビューするなど工夫してもよい．
5. かぶが抜けたら一緒に喜び合い，お話の世界を振り返る．

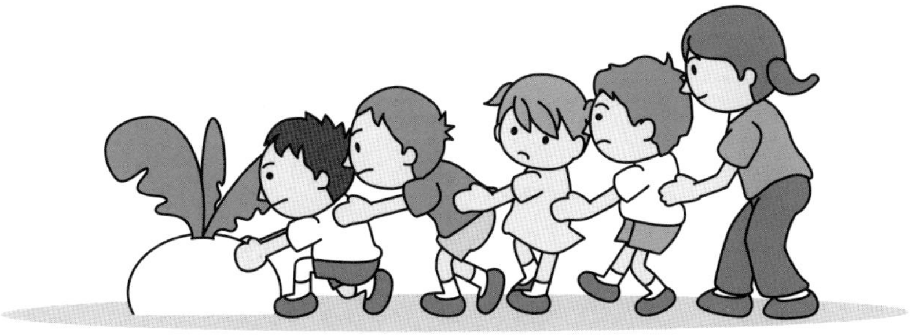

「おおきなかぶ」遊びから発展した劇活動

指導上の留意点

・読み聞かせをする際には，お話の世界に入り込めるよう表情豊かに読む．
・かぶになりきって遊ぶ場面では，からだを小さくしたり，丸くなるよう声をかけ，特徴的な動きをしている子どもを取り上げたり，一人ひとりの違いをよく観察しながら声をかけるとよい（主となる動きは，縮む，伸びる，転がる等の動きを中心に展開すると動きの拡がりが期待できる）．
・絵本のセリフだけでは，かぶの気持ちや土の中の様子がつかみにくいため「冷たいね」「暗くて悲しいよ」「はやく外にでたいね」等の言葉を加える．
・お面や，緑色の平ビニール紐を編んだ蔓などの小道具を用いることで，より物語の世界に入り込んで遊べるように工夫をする．

発展・応用

・遊びに慣れてきたら，保育者が朗読する声に合わせて，登場人物になりきって演じる．劇遊びへとつなげるために，役割を明確にしながら，おじいさんのセリフや，動物らしい動きを一緒に考えてみる．
・「おおきなかぶ」以外にも，土の中で育つ野菜（例：さつまいも，人参）などの季節の野菜にアレンジをしてみるのも楽しい．

演習課題

1. 「うんとこしょ，どっこいしょ」の部分に様々な節や簡単な楽器でリズムをつけて変化を楽しんでみよう（ゆっくり，リズミカルに，強弱をつけて）．
2. 同じような遊び方ができる絵本は他にどのようなものがあるだろうか考えてみよう．

実践例2 動物園へ行こう

子ども達が大好きな動物が登場する童謡「動物園へ行こう」を用いて動物たちの世界を想像し，模倣から流れのある身体表現遊びへとつなげていく．替え歌や動物の模倣，小道具の活用などを想定しながら，途中で子ども達のアイデアを取り入れ，動物園の世界観を十分楽しめるよう工夫をする．

ねらいと内容

童謡「動物園へ行こう」☆11 の歌からイメージを拡げ，登場する動物になりきって遊ぶ．また，動物の特徴や動き方を考えたり，模倣をしたりすることで，動物について親しみを持つ．また，遊びの中にひとまとまりの流れを作ることで，自分たちが考えたお話の世界を演じる楽しさを十分に味わう．

☆11：童謡「動物園へ行こう」（海野洋司訳詞：Tom Paxton 作曲）
動物園へ行こうよ
みんなで行こうよ
動物園はZooってんだ
さあ行こう
なんでもいるZoo　Zoo Zoo
君とYou　You　You
おいでGo　Go　Go
そらきたきたZoo　Zoo Zoo
（歌詞は1番から5番まで続く）

対象年齢：4～5 歳
人　数　：特になし（グループごとの違いを楽しむため，クラスで取り組みたい）
準備するもの・環境構成：
・ピアノ，動くことのできる広い空間（遊戯室など）
・必要な小道具（バナナ，バケツ，フラフープなど）

遊び方

1. 保育者がピアノを演奏して，童謡「動物園へ行こう」の1番を歌う．
2. 何度か歌い，子ども達が慣れてきたら「動物園へ行ったら，どんな動物さんがいるのかな」と働きかける．
3. 子ども達から出た様々な動物を模倣して楽しむ．
4. 各動物の特徴（力強い足踏み，素早い移動，床を這う様子）などを捉えて動くことができるよう声をかける．また，生み出された動きがつながっていくように，ストーリーを組立てて言葉かけをしていく．
   例「ゾウさんはノッシノッシ歩くね．今日は暑いからゾウさんにお水をかけてあげよう」「おさるさんは素早いね．木の上にバナナがあるよ．お友だちと仲良く食べてね」
5. 一通り遊んだところで，童謡「動物園へ行こう」の5番を保育者が歌う．歌詞に合わせて，寝転がったり，ゆったりとした雰囲気を作る．

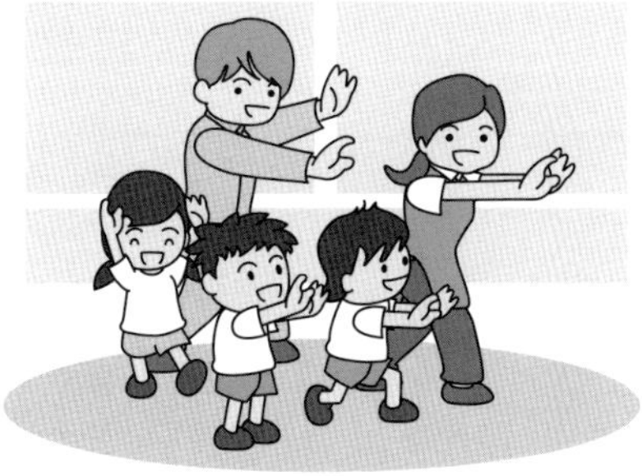

動物のまねをしながらダイナミックに動いてみよう

6. 子ども達のイメージした世界を一緒に振り返り，次回の活動への期待を持たせるような言葉をかける．

指導上の留意点

- 童謡から身体表現へつなげていく際の導入を工夫する（絵本やイラスト，写真を用いてもよい）．
- 楽しい雰囲気でのびのびと活動できるように環境に配慮し，スペースが十分でない場合は安全上の留意点について時折声をかける．
- 動物に関連する効果的な小道具を事前にいくつか用意しておき，遊びが滞ってきたら取り入れてみるのもよい．
- 動きを工夫している子を手本として取り上げ，まねをするよう働きかける．
- ピアノを用いて，イメージに合う音を即興的につけるのもよい．

発展・応用

- 日常の保育（動物園への遠足や飼育活動など）とつながりを持たせて行うことで遊びが充実することが期待できる．
- 童謡「動物園へ行こう」の活動をまとめて，一つの流れのある作品にし，発表へつなげるのも楽しいであろう．
- 「動物園へ行こう」の歌をアレンジし，「水族館へ行こう」「遠足へ行こう」など，様々な場所をイメージして模倣を楽しむのも面白い．

演習課題

1. 子ども達からどのような動物の名前が出てくるだろうか．また，その動物の特徴的な動きをあげ，同時に言葉かけや小道具についても考えてみよう．
2. 同じような遊び方ができる童謡は他にどのようなものがあるだろうか考えてみよう．

実践例3 パンダなりきりたいそう

☆12：（いりやまさとし（2016）パンダなりきりたいそう．講談社）

☆13：（実践編2，p82参照）

絵本「パンダなりきりたいそう」☆12に登場するパンダになりきって模倣を楽しむ．パンダの特徴を活かした動きを全身で楽しむことができる楽しい題材である．絵本では，パンダが様々なものになりきって動く様子をわかりやすい動き言葉やオノマトペ☆13で表現されており，音のリズムを楽しみながら遊ぶと面白い．

ねらいと内容

絵本「パンダなりきりたいそう」の絵本からイメージを拡げ，登場人物のパンダのまねをして遊ぶ．また，登場する様々なパンダがなりきっているもの（飛行機，おにぎり，チューリップ等）を絵本に出てくる言葉と一緒に全身を使った動きを楽しむ．

対象年齢：2～6歳（幅広い年齢に合わせて工夫が可能）

人　数　：特になし

準備するもの・環境構成：

- 動くことのできる広い空間（遊戯室など）
- パンダになりきるために，お面や装飾を付けた帽子などを用意してもよい（体操をする時に妨げにならないような柔らかい素材のもの）

遊び方

1. パンダが登場する手遊びを行う（導入）．
2. 「パンダなりきりたいそう」の絵本を読み，たいそう部分に出てくるオノマトペを特に印象づけるように読み，絵本の世界を楽しむ．
3. 子ども達にパンダが何になりきっていたかを聞く（パネルシアター形式を用いても面白い）．
   例：バナナはくねくね，こまはぐるんぐるん，ボールはころころ
4. 保育者が見本となり「パンダさんのまねをしてみよう」と声をかけ，パンダなりきりたいそうを楽しむ．動き方を具体的にイメージできるよう動き言葉，オノマトペを強調しながら楽しむ．
5. 最後はお母さんパンダと一緒に抱き合うという設定を活かし，友だちや保育者と触れ合い遊びを楽しむのもよい．
6. 子ども達と「パンダなりきりたいそう」のお話の世界を振り返り，次回の活動への期待を持たせるよう働きかける．

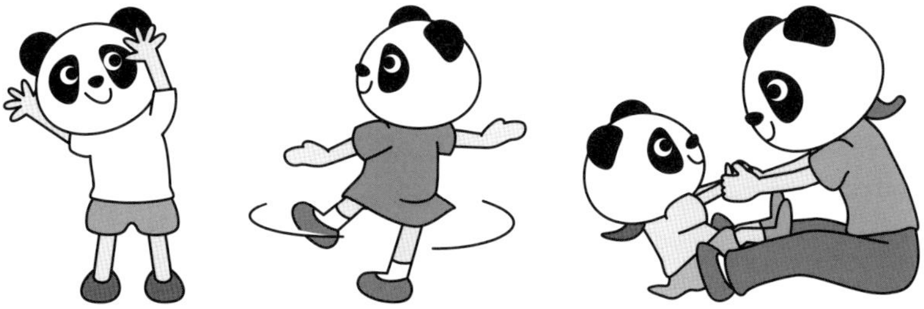

パンダになりきって模倣を楽しむ

指導上の留意点

・絵本に出てくるパンダの模倣をする際は，具体的にイメージできるような言葉かけをする（パンダさんのように○○しよう．グッーっと天井に手が届きそうなくらい上に伸びて，大きくジャンプ等）[☆14]．

・オノマトペや動き言葉から持つイメージは子ども一人ひとり違うため，様々な動き方を認め，それぞれのよさをほめるような言葉かけをする．

・パンダの様子をパネルシアターやペープサートなどを用いてわかりやすくするのも楽しい．

・最後の触れ合い遊びの部分を繰り返し行うと楽しさが増す．

発展・応用

・言葉の響きの違いを楽しむ遊びとしても捉え，絵本に登場しないオノマトペなどを用いて遊びを発展させてもよい．また，音楽をつけて一つの流れを作っても面白い．

・動きのバリエーションを増やすために，ほかの物にもなりきって遊んでみる．

・シリーズで発刊されている絵本[☆15]（パンダおやこたいそう，パンダともだちたいそう）を紹介し，他者と協力した触れ合い遊びを楽しむのもよい．また，親子で遊んでも楽しめる．

演習課題

1. 絵本に登場したもののほかにも，なりきって遊べるものはあるだろうか．また，どんな動きになるだろうか．具体的にあげてみよう．
2. お話に出てくるオノマトペ以外にどんなオノマトペがあるだろうか．カードにして，オノマトペ遊びをしてみよう．

☆14：（実践編2，p78−79参照）

☆15 シリーズの絵本

・「パンダおやこたいそう」（いりやまさとし；講談社，2016）

さくらんぼ，たけのこ，だんごむしなど親子で楽しめるポーズなど，子ども達がイメージしやすいものを体操に例えた例が沢山登場する．パンダの親子のイラストが楽しく，動きがイメージしやすい絵本．

・「パンダともだちたいそう」（いりやまさとし；講談社，2016）

2匹，3匹とパンダが増えていき，人数を活かして様々な形をからだで表しながら体操する可愛い絵本．思わず友だちとやってみたくなるようなイラストも楽しい．

コラム 表現遊びから食育へ

表現遊びでよく登場する絵本「にげだしたパンケーキ」は，ノルウェーの民話をもとにした絵本である．この絵本は，本章で紹介した「パンダなりきりたいそう」と同様にオノマトペを主軸とした遊びが展開できる．おなかのすく子ども達にパンケーキを食べさせようとしたお母さんは，上手においしそうなパンケーキを作ってくれる．もうすぐでき上がりという時に，パンケーキは逃げ出す．道中アヒルやメンドリ，ガチョウに食べられそうになりながらも逃げるパンケーキ．その逃げ方は「ドンドン」「ビュンビュン」「クルクル」と様々である．最後はブタさんに嘘をつかれて食べられてしまうというお話である．

子ども達が大好きなパンケーキが，急いで逃げる様子はとても面白く想像しただけで楽しいものである．楽しい表現遊びに取り組むことで，今まで以上にホットケーキが大好きになってしまう子もいるだろう．

逃げ出したパンケーキ以外にも，食べ物を題材にした絵本は多く刊行されている☆16．調理過程を表したものや，食べ物の気持ちを表したものまで種類は様々である．中には子ども達に人気のない「ピーマン」がヒーローになって活躍する絵本などもある．ある保育者から聞いた話では，栽培した野菜や，絵本に出てきた食べ物に子ども達が興味を持つそうで，「苦手だったけど食べてみたいな」という気持ちを持つこともあるそうだ．身体表現遊びで，食べ物になりきって遊ぶと，食べ物の気持ちを想像することができ，少し親近感を持つことでその食べ物の存在が好きになり，好き嫌いがなくなることもあるかもしれない．表現遊びが，食育へつながっていく楽しいエピソードである．

☆16 食べ物が出てくる絵本例
- 「なっとうぼうや」（作・絵：わたなべあや；学習研究社，2004）
  納豆の伸びる様子が楽しい節（リズム）で表されている．
- 「おべんとうバス」（作・絵：真珠まりこ；ひさかたチャイルド/チャイルド本社，2006）
  リズミカルに繰り返される会話，お弁当のおかずになりきって返事をする場面も楽しい．
- 「しろくまちゃんのほっとけーき」（作：わかやまけん；こぐま社，1972）
  ホットケーキができる様子が丁寧に描かれているため，「にげだしたパンケーキ」と併せても面白い．

文　献

アンリオ J 著，佐藤信夫訳（1974）遊び：遊ぶ主体の現象学へ．白水社．
厚生労働省（2017）保育所保育指針．
文部科学省（2017）幼稚園教育要領．
大場牧夫（1996）表現原論：幼児の「あらわし」と領域「表現」．萌文書林．
柴眞理子（1993）身体表現：からだ・感じて・生きる．東京書籍．

実践編 6

価値受容的表現を経験する

本章では，わらべうたあそび，フォークダンスや日本の民俗舞踊，新しく創作された子ども向けの新しい踊りやあそびうたを中心に，具体的な表現の指導方法や留意点等を学ぶ．これらの表現方法は昔から今日まで，地域の子育てや行事に実際に使われたり，また，保育・教育の現場で具体的教材として使用されたりした価値ある表現であり，「価値受容的表現」として，子ども達に楽しく，豊かに経験させたい．

子どもが，からだで感じ，表し，伝える力を十分に身につけるようになるためには，保育者の確実な準備が望まれる．保育に臨むに当たり，それぞれの表現の教材理解・教材研究により時間をかけて深く取り組み，自分なりの表現や動作を十分に習熟することが，保育者には必要不可欠である．

1．受けつがれる動き・踊り・表現

本章で扱う具体的教材である「わらべうたあそび」「フォークダンス」「日本の民俗舞踊」「子ども向けの新しい踊りやあそびうた」は，その歴史や背景，また，地域での使われ方や意味合いがそれぞれによって違う．保育・教育の現場で具体的教材として使用する場合には，保育者はその表現方法や価値・特徴などを確実に理解し，「価値受容的表現」として，また，日本の文化の一端として，子どもが楽しく，豊かにそれぞれの表現の仕方を身につけられるように留意したい．

1）わらべうた

わらべうた[☆1]は，音域が狭いので子どもも無理なく歌え，短い言葉のまとまりで始めと終わりがあってわかりやすく，覚えやすい．また，怒鳴らないで歌うので，自分の声と相手の声がよく聞こえ，全体で合わせて歌うことが容易である．短い時間で何度でも繰り返して遊ぶことができるので，じっくりとゆっくりと取り組むことができ，どの子どもも歌いながら遊ぶことができるようになる．道具がなくても遊ぶことができ，自分の番が来たり，鬼が回ってきたりするどきどき感，わくわく感があって楽しく，満足感が体感できるので遊びが持続しやすい．

最初は，母親や周囲の大人が一緒に歌って遊ぶことで徐々に慣れていくが，保育者が保育現場でより深く取り上げることで，子ども同士だけで歌って遊べるようになり，子どもの遊び文化となる．わらべうたあそびによって，子どもは満足感，安心感，達成感を得て自己肯定できるようになり，人との関わりも楽しい，うれしいと実感できるようになって，自分以外の人も受け入れられるようになる．待つことや順番も受け入れられるようになり，相手に合わせたり，皆で一緒に合わせたりできるようになることで，自然に人間関係が育ち，社会性も身につくようになる．

☆1 わらべうた
子ども達が遊びなどの日常生活の中で，子どもから子どもへと口伝えに歌い継いできた歌．

2）フォークダンス

自分のからだの動きや形が美しく，かっこよく見えるようになることは，子ども達にとってうれしく楽しいことである．外国の**フォークダンス**[☆2]を踊ることで，洋服文化に合った背筋を伸ばした姿勢や，膝を伸ばしてさっそうと歩く歩き方など，現在の日常生活に必要な美しい動きや姿勢を学ぶことができる．良い姿勢はかっこよく気分もよいこと，また，集中力が高まり話もよく聞くことができて理解しやすくなり，よく考えることができるようになることも保育の中で理解させたい．

フォークダンスは日本の民俗舞踊と違い，男女２人や全体で手を取り

☆2 フォークダンス（folk dance）
世界各地で踊られる土着の踊りの総称．日本では外国から紹介された踊りを指すことが多く，日本の民俗舞踊と区別して使用されるのが一般的．

合って踊ったり，お互いの手を合わせて拍手したりする動きがあって，音楽の軽快さと相まって楽しい雰囲気で踊れることが特徴の一つである．日本人は，以前からの文化の影響で，手を握ったり顔を見合わせたりして踊ることが苦手であるが，子どもにはお互いの顔を見合って笑顔で踊ることで，より楽しく踊れることを理解させ経験させたい．

3）日本の民俗舞踊

人々が日常生活の中で受け継ぎ，洗練させてきた**民俗舞踊**☆3には，姿勢や歩き方，身振りやしぐさなど，その地方やその国の人々の立ち居振る舞いに対する美意識や考え方が凝集されている．日本の民俗舞踊を踊ることは，それらの美意識にかなうようにからだを動かして自国の踊りや表現の文化を体得することであり，踊りだけではなく，日本人としての美しい立ち居振る舞いや，意図的に自分のからだをコントロールする力を身につけることができる．日本の子どもには，日本の動きの文化としての日本の踊りをたくさん経験させたい．外国語の力だけでなく，日本の踊りや歌など自国の代表的な文化や民俗舞踊を身につけることは，これからの国際的な交流，お互いの理解のために必要な基本的素養である．

☆3 民俗舞踊
「みんぞく」の漢字の表し方は，「民族」と「民俗」の2通りある．一般的に，世界の各民族を代表する舞踊を「民族舞踊」と呼び，国内の伝統芸能や民俗芸能，盆踊り，神楽など，各地方の土俗的な舞踊は，「民俗舞踊」と呼んで区別する．

4）子ども向けの新しい踊り・あそびうた

国内外の様々な踊りは，動きの美しさ，楽しさに関する文化を積極的に受け継ごうとする運動であり，子どもに自分で自分の動きをコントロールする気持ちや力を身につけさせ，相手や集団で合わせて楽しく美しく動くことで表情までも明るくすることができる．

現在，子ども向けの新しい踊り・あそびうたなどが，保育・教育教材として数多く紹介されている．保育者は，担当する子どもの発達段階や運動能力，興味の示し方を確実に把握し，また，保育や発表会等での取り上げ方なども含めた検討を重ねて，多くの中から一番ふさわしい教材を選択することが求められる．子どもがその踊りや動き・遊びを気に入り，練習や発表を通してたくさんのことを学び成長するために，保育者は，保育・教育教材としてどんな内容，どんな動きが子どもにふさわしいのかを取捨選択できる能力を身につけたい．

実践例1　わらべうたあそび

　わらべうたは，本来，母親や家族が子どもの子守り歌として歌ったり，あやしたりする歌として伝えられてきたものである．このわらべうたを，子どもの育ちに有効な教材として保育の現場で積極的に取り扱うことで，子どもの音楽的表現や人間関係を育て，一緒に歌いながら遊んで社会性をも身につけられる教材になるよう，学習を深めたい．

ねらいと内容

　怒鳴らない声で口を大きく開けて歌えるように，保育者の見本をよく見てまねをする．相手の声をよく聞いてみんなで合わせて歌えるようになる．また，楽しい雰囲気の中で，ゆっくりじっくり繰り返して取り組むことで，子ども達だけで歌って遊べるようなる．

対象年齢：0～5 歳
人　数　：1 人～何人でも
準備するもの・環境構成：
　・人数に合わせた丸集合や動きができる空間(教室またはホールなど)

遊び方

1. 保育者が抱っこして：〔よいこ〕（0～4 歳）

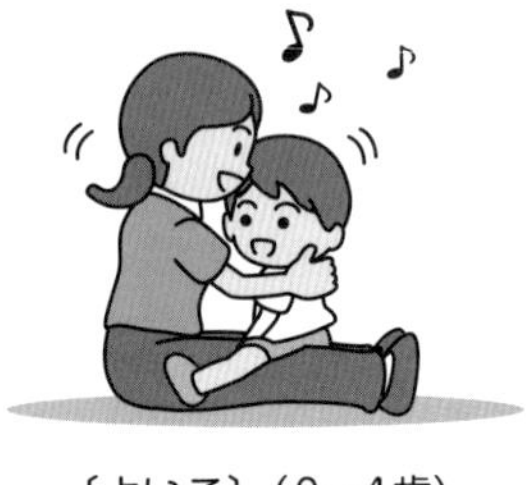

〔よいこ〕（0～4歳）

よいこ（たなかすみこ：作詞/作曲）

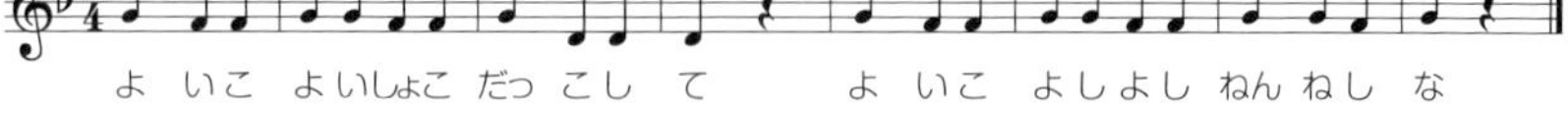

子どもを両ひざにまたがらせ，向かい合うように抱く．
子どもの顔を胸に抱くように背中に手を回し，拍で前後にゆすりながら，ゆっくり歌う．

2. みんなで一緒に：〔だんごをたべた〕（4～5 歳）

だんごをたべた

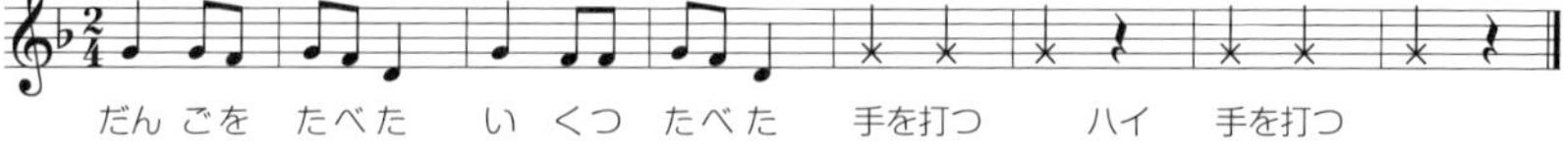

「だんごをたべた」は保育者，「いくつたべた」は子どもが歌う．
後半は，保育者が 1～4 の範囲で任意に拍を打ち，その後子どもが

まねをし拍を打つ.

3. 役割のある遊び:〔おちゃをのみに〕(4~5歳)

おちゃをのみに

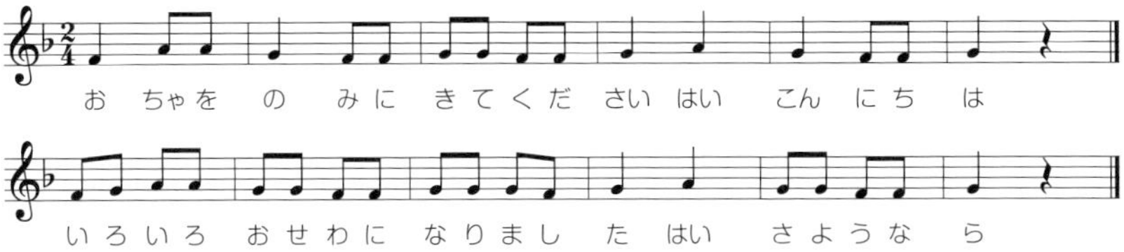

全体は手をつないで輪になり右方向へ歩く.鬼は,輪に沿って反対方向へ歩く.

4小節目の「さい」で止まり,「はい」で手を放す.すぐに円の中央を向き,「こんにちは」で手を前に合わせておじぎをする.

「いろいろ~なりました」で手を打ち「はい,さようなら」でまたおじぎをする.

最後の休符で手をつなぎ,また右方向へ歩く.鬼は,同様に「さい」で止まり,輪の一人と向かい合って「こんにちは」で一緒におじぎをする.

「いろいろ~なりました」で向かい合った子と両手を取り,左回りに歩いて一回半回る.鬼が交代し,最初から同様に繰り返す.

指導上の留意点

・怒鳴らないで口を大きくはっきりと開けて歌うようにする.
・自分と相手の声をよく聞いて,全体で合わせて歌えるようにする.
・時間をかけ,じっくりとゆっくりと取り組む.
・楽しく満たされた気持ちになって,皆で一緒に合わせられるようにする.

発展・応用

・保育者と一緒に上手にできるようになったら,子ども達だけでできるよう見守り,援助していく.

演習課題

1. 他にも「保育者がだっこして」「みんなで一緒に」「役割のある遊び」ができるわらべうたあそびはないか,探してみよう.
2. 複数で保育者役と子ども役を交替しながら,実際のわらべうた遊びを行ってみよう.

実践例 2　フォークダンス〜キンダー・ポルカ〜

ドイツに伝わる最もやさしいフォークダンスの一つで，拍手や膝打ち，スタンプや指差しなどの動作が出てきてかわいい．英訳では「チルドレンズ・ポルカ」と呼ばれている．膝を打ったり相手とリズミカルに手を打ち合わせたりする動作が楽しい．

ねらいと内容

保育者の見本や説明をよく見聞きし，新しい動きや正確な振りができるよう自分のからだを動かして表現力を身につけ，さらに，音楽と合わせたり相手と合わせたりして，楽しく踊ることができるようになる．

対象年齢：3〜5 歳
人　数　：2 人〜何人でも
準備するもの・環境構成：
- 人数に合わせて円や列になれる空間（教室またはホール，園庭など）
- 音楽再生プレーヤー，音源

踊り方（2〜4 の繰り返し）

1. 男女向かい合って円周上に立ち，両手を肩の高さで横に伸ばして手を取り合う（できれば，進行方向に向いた男性役の方が手のひらを上にして手を取る）．
2. 円内と円外に，ステップ・クローズとスタンプ（計 32 呼間）
   ①ステップ・クローズ 2 回で円内に入り，その場でスタンプを 3 回（8 呼間）
   ②同様にして円外の元に戻り，その場でスタンプを 3 回（8 呼間）
   ③①〜②を繰り返す（8×2＝16 呼間）
3. 膝打ち，拍手と両手打ち合わせ（計 16 呼間）
   ④手を放し，膝を曲げてかがみ膝打ち 1 回，膝を伸ばして胸の前で拍手 1 回，相手と両手打ち合わせ 3 回（8 呼間）
   ⑤④の繰り返し（8 呼間）
4. 指差しとパートナー・チェンジ（計 16 呼間）
   ⑥右手人差し指を相手に向け，顔の前あたりで手首を 3 回振る．同時に右足のかかとを前に出し，左足でリズミカルに拍子を取る．次いで左足でホップしながら足を替え，反対側も同様に行う．空いた

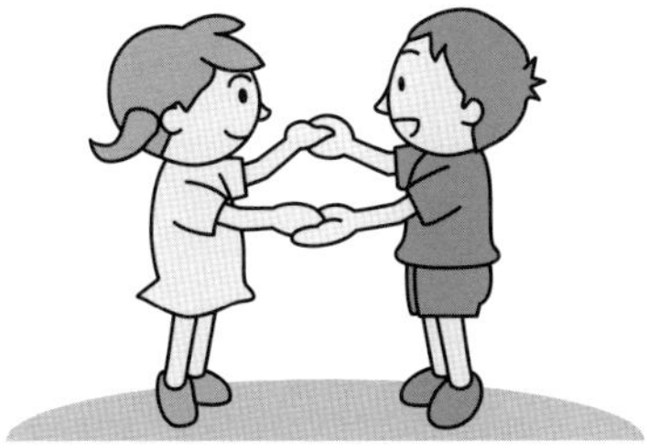
手の取り方（踊り方1）

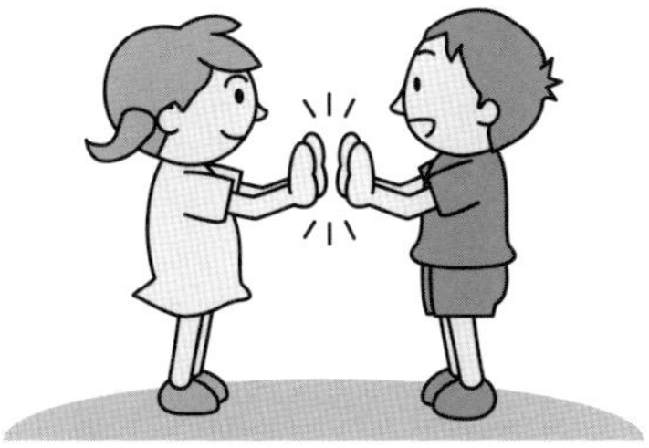
両手打ち合わせ（踊り方3）

方の手は腰か反対の手の肘の下にあてがう（8呼間；※膝で拍子を取る部分は，難しければ省略可）.

⑦男女共にランニング・ステップ（歩いてもよい）4歩で，右肩すれ違いに通り抜け，次のパートナーと最初のように両手を肩の高さで横に伸ばして手を取り合い，スタンプを3回（8呼間；※パートナー・チェンジをしないで，お互いその場で回ったり，手をつないだまま時計回りに回ったりしてもよい）.

指導上の留意点

・照れたりふざけたりしないで，姿勢を良くしてかっこよく踊る.
・表情は硬くしないで，にこやかに相手を見て笑顔で踊る.
・音楽に合わせたり，相手と合わせたりして楽しく踊る.
・円周上が難しい場合は，全員横向きに並んで列で踊る方法もある.

発展・応用

・保育者と一緒に上手にできるようになったら，自由遊びの時間等で子ども達だけでできるよう，音楽をかけたり，声かけしたりして援助する.
・保育参観や運動会など保護者と一緒に踊る機会があるとなおよい.

演習課題

1. 他にも，保育の中で子ども達が楽しく有意義に踊ることのできるフォークダンスを調べて，一緒に踊ってみよう☆4.
2. 日本の盆踊りや民俗舞踊などと比べて，どのような違いがあるのか，話し合ってみよう.

☆4 他の教材例
①「G・K・Wミキサー（アメリカ）」（5歳～）：映画「黄色いリボン」の挿入曲に合わせて振り付けられた踊り．男女2人で片手を取り合い，向きを進行方向や反対方向に変えながら，ほぼ歩くだけの動作で踊る．後半は，拍手と，パートナー・チェンジがある．
②「パティケーク・ポルカ（アメリカ）」（5歳～）：イギリスでも同じ踊り方で楽しまれている．パティとはフランス語で小型のパイのことで，パイを作る時の動作に似せて，相手とリズミカルに手を打ち合わせたり，膝を打ったりする動作が楽しい．
③「サーカシアン・サークル（イギリス）」（5歳～）：イギリスの踊りは，男女とも姿勢良くさっそうと歩いたり，ステップを踏んだりする踊りが多い．前半は男女交互に踊って見せるところ，後半は全員で手をつないで一重円になり，円を回すところが特徴である．

実践例3 日本の民俗舞踊～黒石甚句～

☆5 黒石甚句
「日本三大流し踊り」の一つで，青森県黒石市最大の祭り「黒石よされ」として毎年盆の期間（8月15・16日）に催される5つの盆踊りの中の一つ．他に「黒石よされ（流し踊り）」「黒石よされ（回り踊り）」「黒石じょんから」「津軽甚句（ドダレバチ）」がある．

黒石甚句☆5は，「チョチョンがチョン」の日本特有の手拍子が入り，振りや動きも日本の特徴のあるものが多くわかりやすい．曲や唄のリズムが軽快で踊っていて楽しく，全体での踊りが合わせやすいので，一体感が味わえる．

ねらいと内容

日本の民俗舞踊「黒石甚句」の基本動作ができるように，保育者の手本や説明をよく見聞きする．また，何回も練習して正確な動きを身につけ，曲に合わせたり全体で合わせて踊ったりして，楽しく日本の踊りを踊ることができるようになる．

対象年齢：4～5歳以上
人　数　：2人～何人でも，できれば大人数の方が楽しい
準備するもの・環境構成：
・人数に合わせて円や列になれる空間（教室またはホール，園庭など）
・音楽再生プレーヤー，音源

☆6：現地では，4列程の列で街の通りを練り歩くが，円で踊ってもよい（安藤，2009）．

踊り方（1～5の繰り返し☆6）　※①～⑮は踊り方のイラスト番号

1. 両手を左右交互に移動させて右足から4歩前進（4呼間，①→③→①→③，②は途中の動作）．
2. 右左の斜め上かざしで手の甲越しに月を眺めるようにし，下の手は上の手の肘のあたりに添えるようにする．左右同様に片足のつま先をもう一方の足のかかとの近くにつける（4呼間，④→⑤→略→⑥）．
3. 左右の両手を下から円を描くように（⑦）して高くかざし（⑧は途中の動作），手のひらをこちら向き．右足の膝を曲げて斜め右方向に踏み出し跳びはねて着地，左足は同時に膝をやや高く上げそのまま着地する（⑨）．左側も右側と同様に動かす．ただし両手は，右側と反対に手の甲をこちらに向ける（⑩）（4呼間，⑦→⑨→略→⑩）．
4. 両手を前方に（⑪は途中の動作）水平に開いて（⑫）から胸の前に動かす（⑬）．右足は進行方向に一歩出して乗り込み（⑫），すぐに後ろ足に体重を戻し，右足つま先を左足に寄せるようにする（⑬）（2呼間）．
5. 大きい動作で手拍子．足はそのままで2呼間（「チョチョ」，⑬），左右の足を前後で入れ替えて（「ンが」）1呼間，そのまま1呼間

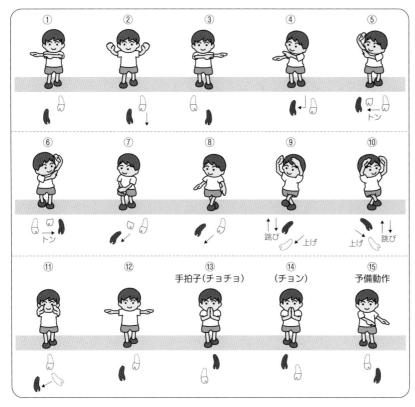

黒石甚句の踊り方

(「チョン」, ⑭). 最初の振りに戻るために左足に乗り込む(⑮予備動作, 1呼間), 右足から最初の振りに戻る(4呼間, ⑬→略→⑭→⑮予備動作).

指導上の留意点

・背筋を伸ばし, 姿勢を良くしてかっこよく踊る.
・音楽に合わせたり, 相手と合わせたりして楽しく踊る.
・順番を教えるだけでなく, お互いに見せ合うところまで踊り込む.

発展・応用

・保育参観や運動会など保護者と一緒に踊る機会があるとなおよい.
・子ども達が暮らす地域の盆踊りなどを取り上げるとより盛り上がる.

演習課題

・自分が育ったり暮らしたりしている地域の盆踊りやお祭りの踊りをもう一度見直し, 地域の子ども達と一緒に踊ってみよう.

実践例4

子ども向けの新しい踊り・あそびうた
～秘伝ラーメンたいそう～

子ども向けに新しく作られ紹介されている踊りやあそびうたの中から，現場の保育の方向や子どもの年齢，発達段階にあった教材を見つけ出すには，作品・教材を取捨選択できる力が必要である．子どもが繰り返して楽しく踊ったり，何度も歌って遊んだりすることのできるよい教材を，実際にからだを動かしながら身につけたい．

ねらいと内容

新しい踊りやあそびうたに興味を持ち，繰り返して踊ったり歌ったりしながら,みんなで合わせてよい動きや美しい振りができるようになる．楽しく練習した成果をお互いに見せ合ったり，発表会などで保護者に見せたりし，達成感，満足感を味わう．

対象年齢：2～5歳
人　数　：何人でも，できれば大人数の方が楽しい
準備するもの・環境構成：
- 人数に合わせて円や列になれる空間（教室またはホール，園庭など）
- 音楽再生プレーヤー，音源

踊り方　※①～⑫は踊り方のイラスト番号

1. 両手を前に組んでお辞儀をする（前奏，①）
2. 「ラーメンだいすき　ラーメンたべたい」
   右足を斜め前に出し（②），同時に手のひらを上に向けたまま両手を左右にゆすってから，足と手をもとに戻す（③）．右，左，右と繰り返す（4呼間×3＝12呼間）．
3. 「ずるっずるっずるっ」
   右手ははしのチョキ，左手はどんぶりを持つ格好をし，3回上げて食べる動きをする．足は膝を外側に3回曲げる（4呼間，④）．
4. 「どんぶりストレッチー」
   左右に大きく回って歩いた後，両手でどんぶりの丸を作り，右左ななめ後ろにひねって戻す（4呼間×2＝8呼間，⑤，⑥）．
5. 「うーはっ！うーはっ！うーはっ！」
   手を握って左右の肘をつけ，膝を曲げて小さくなる（⑦）．続いて膝を伸ばして足を開き，手を大きく開く（⑧）（4呼間×2＝8呼間）．

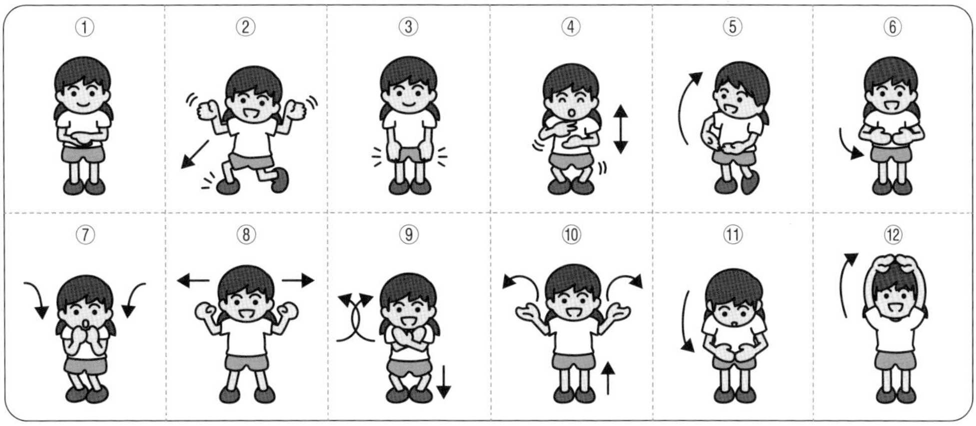

秘伝ラーメンたいそうの踊り方（アトリエ自遊楽校「あそびのレシピ」より）

6.「カ〜ラ　カ〜ラ　カラメ〜ル」
膝を曲げ伸ばししながら両手をジグザグに交差するように動かす（2呼間×2＝4呼間，⑨，⑩）．次の4呼間は倍速で同様の動作をする（4呼間）．

7.「どんぶりもって〜　背中をのばして　どんぶりもどす〜」
深呼吸を2回（8呼間×2＝16呼間）した後に，下向きに両手でどんぶりの丸を作り，顔と腕を上に2回上げ下げする（16呼間×2＝32呼間，⑪，⑫）．お辞儀をして終り．

指導上の留意点

・積極的に踊りの美しさを身につけようとする子を褒めて，繰り返して練習できるよう意欲づける．
・踊りや動きの見本は，わかりやすく，大きくはっきりと行う．
・順番を覚えるだけでなく，お互いに成果を見せ合って踊り込む．

発展・応用

・発表会など保護者や他の人たちに見せる機会があるとなおよい．
・発表するのに似合う衣装や小物作りを一緒に行うとより成果が上がる．

演習課題

1. 他にも，保育の中で楽しく有意義に踊ることのできる子ども向けの新しい踊りやあそびうたを調べて，一緒に踊ってみよう．
2. 踊れるようになったら互いに見せ合い，良いところと修正するところを述べ合い，動きの美しさと楽しさを高めよう．

コラム 日本の民俗舞踊あれこれ

本章で取り上げた「黒石甚句（青森県）」のほかに次のようなものがよく知られている．

①「木曽節（長野県）」（4・5歳～）：長野県木曽地域の民謡で，唄も踊りも日本全国に知られている．歌詞中の「中乗りさん」は，材木を筏に組んで木曽川を下り運搬する人の真ん中の役割の人のことで，「木曽の御岳《おんたけ》さん」は木曽地域の最高峰（標高3,067 m）である大きな山容の御嶽山のことである．

②「こきりこ（富山県）」（4・5歳～）：富山県南砺市五箇山地方で，「麦屋節」と並び最も代表的な民謡の一つ．「合掌づくり」で有名な世界遺産登録の地域で，1973（昭和48）年に「五箇山の唄と踊」の中の1曲として，国の選択無形民俗文化財に選ばれる．1969（昭和44）年中学校の音楽教材に，現在では小学校4年生の音楽教材に取り上げられている日本を代表する民謡の一つ．踊りには「手踊り」「ささら踊り」「しで踊り」の3種類があり，それぞれに特徴があって美しい．

③「郡上かわさき（岐阜県）」（4・5歳～）：国の重要無形民俗文化財に指定された全部で10種類ある「郡上おどり」の盆踊りの中の一つ．岐阜県郡上八幡市に約400年以上前から伝わる盆踊りで，毎年7月中旬から9月初旬まで延べ約30日間踊られる．盆の4日間は，徹夜で踊られることで全国的に知られている．他の9種類は，「古調かわさき」「三百」「春駒」「ヤッチク」「げんげんばらばら」「猫の子」「甚句」「さわぎ」「まつさか」である．

文　献

安藤正樹（2009）体育科教材としての日本の踊り（2）：黒石よされおどり．尚絅学院大学紀要，57：131－141．

本間雅夫，鈴木敏朗（2002）わらべうたによる音楽教育．自由現代社．

池田裕恵編著（2018）子どもの元気を取り戻す保育内容「健康」改訂第2版．杏林書院．

日本フォークダンス連盟編（1969）幼児のためのフォークダンス．ひかりのくに．

日本フォークダンス連盟編（1990）学校フォークダンス指導のてびき．大修館書店．

実践編

7 創造性を豊かにする

幼児期において創造性は，日常生活における子どものあらゆる経験，ありふれたこととして見落としかねないような，ごく小さな出来事にまで偏在している．一人ひとりの子どもにとって，わずかでも新しい部分を含んでいるものはすべて創造的行為であり，創造性を豊かにしていく体験といえる．こうした日々の体験の積み重ねが，その後の将来においても新しい価値あるものを創り出す創造的な活動や思考につながっていく．それゆえ，幼児期の創造的活動はそのプロセスが重要である．そこで，幼児期の創造性の捉え方，創造的活動の構成要素と創造性の発達を踏まえ，身体表現の成り立ちと創造的な活動のプロセスを知り，活動を支える保育者の援助や指導といった環境を構成するための具体的な考え方を理解する．

以上を踏まえ，子どもが心とからだをいっぱいに解放して感じ取り，表現して楽しむことで創造性を豊かにする活動の実践例を紹介する．

☆1：(理論編1，pp8−9参照)

1．創造性を豊かにする経験☆1

「創造」や「創造性」と聞くと，少数の選ばれた人々の偉大な芸術作品や科学的な大発見，革新的な技術の発明など，歴史的な作品を生みだすようなことや，特別な才能を思い浮かべがちではないだろうか．もう少し普遍的なものだとしても，何か他には見られない目覚ましいもの，素晴らしく良いものなどを新たに生み出す優れた能力といったような印象を持っている人が多いのではないだろうか．しかし，新しいイメージや行動を生むようなありとあらゆる人間の営みは，創造的な活動ということができる．さらに，「新しい」という意味は，社会的，文化的に価値ある質的な変革をもたらす場合と，個人にとって新しい経験という場合とに捉えることができる．そのように考えると創造性は，特別な人だけが持つものではなく，だれもが持っているものであり，社会的に高く評価されるものでなくとも，その人にとって新しい価値あるものを創り出す経験を創造的活動と捉えることができる．

幼稚園教育要領解説（文部科学省，2018）および保育所保育指針解説（厚生労働省，2018）においても，「創造性」という言葉は次のように使われている．

「幼児は，毎日の生活の中で，身近な周囲の環境と関わりながら，そこに限りない不思議さや面白さなどを見付け，美しさや優しさなどを感じ，心を動かしている．そのような心の動きを自分の声や体の動き，あるいは素材となるものなどを仲立ちにして表現する．幼児は，これらを通して，感じること，考えること，イメージを広げることなどの経験を重ね，感性と表現する力を養い，創造性を豊かにしていく」☆2

☆2：(幼稚園教育要領解説，p233；保育所保育指針解説，p267）

ここで提示されている創造性とは，日常生活における子どものあらゆる経験，ありふれたこととして見落としかねないようなごく小さな出来事☆3にまで偏在するものと捉えられる．決まりきった形式の域を出るもの，わずかでもその子どもにとって新しい部分を含んでいるものはすべて創造的行為であり，創造性を育んでいく経験であると考えられる．その経験の積み重ねが，その後の将来においても新しい価値あるものを創り出す創造的な活動や思考につながっていくものであると読み取ることができる．

☆3：例えば，長い物を見つけてキリンや首長恐竜に見立てて遊び出したり，見たり体験した物事を身振り手振りを交えながら伝えることがよくある．

すなわち，子どもの創造性を豊かにするためには，子どもが日々の生活の中で，その子自身にとって価値ある新しさを経験することが大切であり，子どもの創造的な活動は産出された成果物よりも，その活動のプロセス自体が重要であると言える．

2．気づく・感じる・表す

創造的な活動について幼稚園教育要領解説および保育所保育指針解説では次のように説明している．

「木の枝や空き箱をいろいろに見立てたり，組み合わせを楽しんだりして，自分なりの表現の素材とすることもある．このような自分なりの素材の使い方を見付ける体験が創造的な活動の源泉である」☆4

☆4：（幼稚園教育要領解説，p239；保育所保育指針解説，p273）

子どもは，毎日の生活において見たり聞いたり触れたりすることで，後にイメージをふくらませ思い描いたり表現したりする時の素材を蓄えている．つまり，子どもが見たり聞いたり体験したりしているものが，その後の創造のための基礎であると言える．そこから素材を見出し，組み合わせたりして加工し，新しく創り上げていく．創造的な活動は，見たり聞いたりして感受し，把握したことを分解したり結び合わせるという手続きが重要な構成要素なのである．

すなわち，子どもにとって日常のあらゆる物事と主体的に関わり，自分なりに感じ取ったり，考えたり，想像したり，表したりすることすべてが，自己の創造性を働かせて新しい価値を経験する創造的な活動であり，創造性を発達させる体験なのである．ゆえに，大人の目から見てどんなに素晴らしく優れた活動と思われることであっても，子ども自身が外部からの要求や期待に応えるためだけに「しなければならない」と思っていたり，「やらされている」と感じて行っていたら創造的な活動とは言えない．どんなに些細でありふれた物事でも子どもが自ら関わり，自分なりに創意工夫することが創造性を発揮させ発達させることにつながるのである．

3．創造的なプロセス

身体表現がどのように成り立っているのか☆5を考えるために，日常生活の中に見られる心とからだの関わりを思い起こしてみよう．

☆5：（理論編2，pp21−23参照）

1）日常に見られる身体表現

私たちが意図しようとしまいと，私たちのからだは常に様々なことを表現している．例えば，周りの人たちの振る舞いから人柄や感情を読み取ることがある．家族や友人などごく身近な人については，足音を聞くだけでもその時の気分を感じ取れることもある．つまり，私たちの心のありようはからだに表れるのである．

それとは反対に，からだのありようが心に影響することも日常的に経験している．例えば，深呼吸をすると落ち着いたり，握手することで親近感を持ったり，運動やスポーツを行うと気持ちが前向きになりさらに活動的になったりする．部屋にこもって考えると落ち込んでしまうが，外出して歩きながら考えると前向きに捉えられたりする．このように，私たちの心とからだは密接に影響し合っていることがわかる．

特に子どもは心とからだの関わりがわかりやすい．嬉しい時や楽しい時は走り回ったり，飛び跳ねたり，手を広げて動かしたりし，不安がある時には保育室の敷居をまたぐ足を踏み出せなかったり，心配があると部屋の片隅から動けなかったり，抱っこされて十分に安心すると活動的に遊びだしたりする．

2）言葉に見られる身体表現

からだの状態を描写することで心の状態を表す言葉がある．からだ言葉と呼ばれるが，どのようなものがあるかいくつかあげてみよう．肯定的なイメージを表すものでは，躍り上がって喜ぶ，足取りが軽い，前を向く，肩の荷がおりる，胸をなでおろす，腹を割って話す，手の内をあかすなどがある．否定的なイメージを表すものには，緊張や恐怖で足がすくむ・うつむく，肩に力が入る，胸が詰まる，腹を立てる，手に汗握るなどがある．この他にも非常に多くのからだ言葉があり，私たちは日常的に心の状態を表すために使用している．

3）からだと心

日常生活やからだ言葉に溢れているからだと心の関わりを振り返ってみると，次のような身体表現の成り立ちが見えてくる．

心の状態が肯定的な時には，からだはリラックスしてほぐれていて，活動的であったり，自由に動かしやすい．心の状態が否定的な時には，からだは緊張してこわばってしまい，衝動的になったり，自由に動かしにくいようである．同時に，からだをほぐしたり活発に動かすと，心もほぐれ前向きになったり意欲的になって，心が肯定的な状態になるようである．逆に，からだを縮込めたりうつむいたりしてこわばらせていると，心も塞ぎがちになったりイライラしたりして，否定的な心の状態になってしまう．

つまり，心とからだの動きは相互に影響し合っていて，心が動かなければからだも動かないが，からだを動かすと心が動くともいえる．不安や緊張がなく楽しくて肯定的な心の状態が，自由でのびのびとした身体表現を解放させるとも言えるし，からだのこわばりをほぐして気持ちよく動かすと，不安や緊張が取り除かれ楽しさや意欲が湧いてきて，自発的に身体表現を行うことができるとも言える．

したがって，創造的な身体表現活動は，その時々の子どもの心とからだの状態から，自ら主体性を持って行えることから始め，徐々により大きく心とからだを動かせるように展開するというプロセスによって発展していくと言える．心とからだの動きが相互に作用し高まっていくことで，子どもが今までにしたことのない経験に自ら挑戦していくことができる．このように，その子ども自身にとって新しい経験が主体的に創り上げられ体験される時，身体表現は創造的な活動となるのである．

すなわち，身体表現が子どもに創造性を発揮させる創造的な活動となるためには，子どものありのままのからだと心の状態から，動きが無理なく引き出され高まっていくプロセスを重視して，教材の提示や言葉かけの工夫といった環境を整えることが大切なのである．

4．創造性を育む環境

最後に，具体的な実践例を示すにあたり，実際に子どもが創造性を働かせて身体表現活動を行うためには，どのように環境を構成すればよいのかについて具体的な考え方と方法について触れたい．

これまで見てきたように，新しい価値ある創造的な活動とは，今までの経験から離れた真新しい体験ではなく，毎日の生活の中で見たり聞いたりしていることの延長上になければならない．そして，子どもがからだと心を自然に動かしていけることが大切である．

したがって，教材については子どもが日頃から生活の中で親しんでいて楽しくできることから始めればよいのである．また，子どもを支え導く保育者自身が，子どもと一緒に楽しんでいることから始めればよい．

それを素材として，場所（状況）や時間（タイミング）を変えたり，同様に親しんでいる他の素材を加えていくのである．そうすることで，子どもはこれまでの経験で蓄えてきた豊かな素材を駆使して，自らイメージを広げたり，手を加えて発展させ，新しく創り上げていくことができるのである．そのため，言葉かけや物的な環境などは，子どもが持っている経験という豊かな素材の海から，様々なものを呼び起こし見出すことができるようにすることを念頭に置いて整えればよいのである．

以上を踏まえ，子どもが毎日親しんでいる素材[☆6]を題材にした実践例を紹介する．見たり触れたりすることから始めることで改めて素材と出会い，子どもにとって親しみがあり不安なく取り組める簡単な活動につなげることで，イメージや動きを膨らませて展開していくものである．目の前にいる子どもの興味や関心，子どもとの関係性に合わせて楽しめるように手を加えたり別の素材でも応用できるので，自由にアレンジしてほしい．

☆6：実践例1では「形」を，実践例2では身近な物から「布」を，実践例3では「食べ物」を題材にイメージや動きを広げていく具体的方法を紹介する．

実践例1　こんな「かたち」できるかな～丸・三角・四角…で遊ぼう～

子どもがいつも親しんでいる丸や三角，四角，曲線，直線といった単純で幾何学的な「かたち」をからだでなぞったり形作ってみる．そうして生み出された動きから子どもの中にある様々なイメージが引き出され，動きと結びついて表現が広がっていくことを体験する[☆7]．

☆7：（理論編3，p31参照）

ねらいと内容

身の周りにある様々な物の形に気づき，からだのいろいろな部位でなぞったり形作ってみる．動きが生み出されることでイメージが湧いてくる楽しさを味わう．また，保育者や友だちと協力して一つの形を作り，一緒に動きやイメージを共有して楽しむ．さらに，湧いてきたイメージを持続しながら動くことで，自分なりに表現する楽しさや，表現が広がる楽しさを味わう．

対象年齢：2～4歳
人　数　：2～10人程度
準備するもの・環境構成：
- 丸，三角，四角，曲線，直線などを描いた紙（一枚に一つの形）
- 上記の図形を大小や線の太細などに変化をつけて描いた紙
- ボール，箱，カラーコーン，紐など幾何学的な形の物

遊び方

1. 図形が描かれた紙を見て，からだのいろいろな部位で形作る．
2. 図形が描かれた紙を見て，からだのいろいろな部位でなぞる．
3. 図形からイメージされる質感を動きで表してみる．
4. ボールやカラーコーンなど，球や三角柱など立体的な図形を見ながら，1～3を行う．
5. 2人組や3人組など，複数人のグループで1～3を行う．
6. 子どもから出てきたイメージを表す言葉に従ってからだを動かす．

指導上の留意点

- はじめは指や腕など形を作りやすいからだの部位で行い，徐々に日常あまり意識しない部位や動かさない方向にからだを使い，全身で形を作れるように声をかける[☆8]．

☆8：例えば，「肩，膝，背中，床も使って」などヒントを与え，新しい動きが次々に出てくるよう促す．

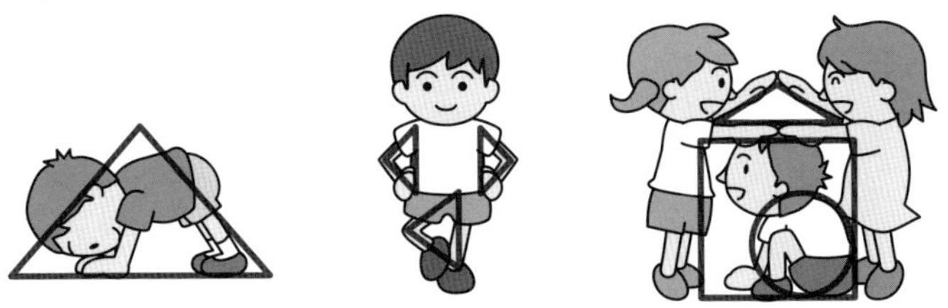

こんな「かたち」できるかな？

・上記と同様に，指先などわかりやすいからだの部位で形をなぞることを理解したら，図形の大きさや動かすからだの部位，なぞる面や速度を変えて行えるように言葉をかけながら一緒に動く☆9.

・大きさや数，線の太さなどに変化をつけた図形を見せ，その変化からイメージされる質感を動きで表してみる．図形から受けるイメージを捉えて動きに表しやすいよう言葉をかけながら一緒に動く☆10.

・立体的な形を捉えられるよう，様々な角度から見せたり，形の特徴を伝えながら☆11，保育者もからだを動かして見せる．

・2人組や3人組など，複数人のグループで保育者や友だちと協力して一つの形を作ったり，同じ動きを共有する楽しさを味わえるよう，保育者もまねをしたりする．

・活動する中で，子どもが言葉を使って☆12 イメージを膨らませていくことがある．その言葉を認め，その言葉に表れたイメージを持続しながら形をなぞったり，形作ってからだを動かす．

☆9 言葉かけの例
「小さな，大きな丸を描いてみよう」
「頭のてっぺん，足の裏，おへそ，肩お膝，背中でなぞってみよう」
「すごく速く，ゆーっくりなぞってみよう」など．

☆10 言葉かけの例
「丸はすべすべした感じかな？」
「クルクル回ったり，コロコロ転がっていくかな？」など．

☆11 言葉かけの例
「後ろ側も丸く膨らんでいるね」
「横から見ると三角だけど下から見ると丸だね」など．

☆12：「ロボットみたい」「お家みたい」「シュー」「コロコロクル〜ン」など．

発展・応用

・窓や机，園舎，大小の遊具など身の周りの様々な物をからだでなぞったり形作って遊ぶこともできる．

・ひとりが形をなぞったり，形作っている動きを皆でまねするのも様々な動きが経験できて楽しい．

・子どもの製作物を用いてこの活動を行っても面白い．製作物の形だけでなく，製作物の持つイメージや製作したプロセスも動きに取り入れると表現の幅が広がる．

演習課題

1. 身の周りの構造物や物を自分のからだのいろいろな部位を使ってなぞったり形作って動いてみよう．
2. 子どもが2人組，3人組，4人組などで創るからだの「かたち」はどのようなものができるか考えてみよう．

実践例2 布が動く，からだも動く

布を動かしたり，身にまとったりして動くことで，子どもの中にあるイメージが溢れ出てくる．そうして湧き出してきたイメージを動きながら広げ，自ら生み出したイメージ世界に浸って表現することを体験する．また，布の動きや肌触りから得た感じをからだで再現することで，イメージをからだで表したり，物の質感など繊細な感覚に気づく．

ねらいと内容

布を持って感じたまま，思いついたままに，動かしたり身にまとったりして遊ぶ．その過程で溢れ出てくるイメージに従って，布を何かに見立てたり，布を身にまとって何かになりきり，自分なりのイメージ世界に浸って動くことを楽しむ．さらに，布そのものになりきって布の質感，空気抵抗から生まれる動きの不思議さなどを肌で感じながら動きに表して楽しむ．

対象年齢：4～5歳
人　数　：10名程度が望ましい
準備するもの・環境構成：
・布（1人1枚以上）
・厚さの異なる布を数種

遊び方

1. 布を持ち，保育者に倣っていろいろな動かし方をしてみる．
2. 一人ひとり自由に布を動かしたり，身にまとって動いてみる．
3. 保育者が持つ布の動きに合わせて，布になりきって動く．
4. 布になりきって自由に動く．

指導上の留意点

・動きに伴って多様に変化する布の様子が感じられるように動かす☆13．
・自分で好きなように身にまとえるよう，被ったり，首や腰に結んだりしてよいことを伝え，必要に応じて手伝う．動くことで引き出されたイメージを子どもが言葉で表したら，その都度子どもの表現を受け止め，子どもがイメージをふくらませ自分なりの世界に浸って

☆13 動かし方の例
布を持って走る・回る・止まるなどを行ったり，大小や緩急の変化をつけて動かす．

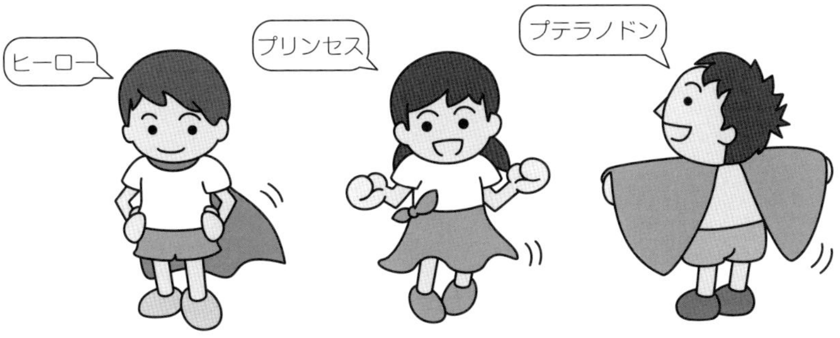

子どもから出てくるいろいろなイメージ

表現できるように言葉をかける☆14.
・子どもの様子を見ながら布の質感を動きで捉えやすいよう言葉をかける☆15. 布の厚さによって異なる質感を活かして動かす☆16. また, 動きに緩急や大小といった変化をつけ, 布の動きの多様さが感じられるよう動かす.
・子どもが布の動きや質感から受けた感じを表現しやすいよう, 感じを言葉で表しながら一緒に動く. 子どもから出てきた動きや言葉を拾い上げて言葉をかけ, 一人ひとりの子どもが動きのイメージを膨らませたり広げていけるようにする☆17.

☆14 言葉かけの例
「おばけみたい」などの発言に対し「かわいいおばけだね, ゆらゆら揺れて本物みたい」など受け止める.

☆15 言葉かけの例
「ひらひら揺れているよ」「大風がふいてきたよ」など.

☆16 動かし方の例
薄い布では柔らかい動きを, 厚みのある布では重量感のある動きを出すなど.

☆17 言葉かけの例
「○○くんはビュ～ンだね. 飛んでいるのかな？ 大風が吹いてきたのかな？」など.

発展・応用

・4の布になりきって自由に動く時には, 音楽に合わせて動いても楽しい.
・友だちと同じイメージを共有して, 一緒に動いても楽しい.
・布を動かしている過程で, 浮かんできたイメージを持続してままごと遊びや製作につなげ, 子どもが主体的に道具や用具, 素材を工夫して遊びを発展させる体験にすることもできる.
・布以外にも, 紙・紐・粘土・ボール・砂・葉など身の周りの素材を使って行うこともできる.

演習課題

1. 楽しい動きが見つかるような, 身の周りの素材を探し, 動いてみたりイメージを膨らませてみよう.
2. いろいろな動きの質感を表して動くことができる音楽を探してみよう.

実践例3 『やっさいやっさい』で踊ろう

子どもが毎日食べている野菜を素材に，形・色・手触り・味・食感などに注目してイメージを広げ，自分なりのポーズに表したり，動きに発展させる．日常生活で何気なく感じていることを動きに表したり，組み合わせるだけで動きが発展し，自分なりの表現で踊る楽しさを体験する．

ねらいと内容

毎日食べている野菜について，感じていることや考えたことをからだのポーズで表現する．考えたポーズを繰り返したり，反転させるなどちょっとした動きを加えるだけで，自分で考えたポーズが動きへと変化していく過程を楽しむ．音楽に合せて動き，自分なりの表現で踊る楽しさを味わう．

対象年齢：5〜6歳
人　数　：10人程度
準備するもの・環境構成：
- 実物の野菜（なければ写真）
- CD『やっさいやっさい』☆18
- 音楽再生プレイヤー

☆18：ケロポンズ（2006）ケロポンズのいち・にのたいそう2．カエルちゃんオフィス．

遊び方

1. 野菜を見たり触ったりする．
2. 野菜から受けるイメージをポーズに表す．
3. 考えたポーズをみんなで一斉に行ったり，緩急の変化をつけて行う．
4. ポーズを左右対称に反転させてみる．
5. ポーズに簡単な動きを加えて変化させる．
   反復，左右交互，移動やジャンプ・伸縮などを加え，ポーズを動きに発展させる．
6. 音楽に合わせて自由にポーズをとったり，ポーズから発展した動きを踊って楽しむ．

指導上の留意点

- 具体的なイメージを持って形や質感を表現しやすいよう，ポーズを考える前に野菜を見たり触ったりして，感じたこと考えたことを言

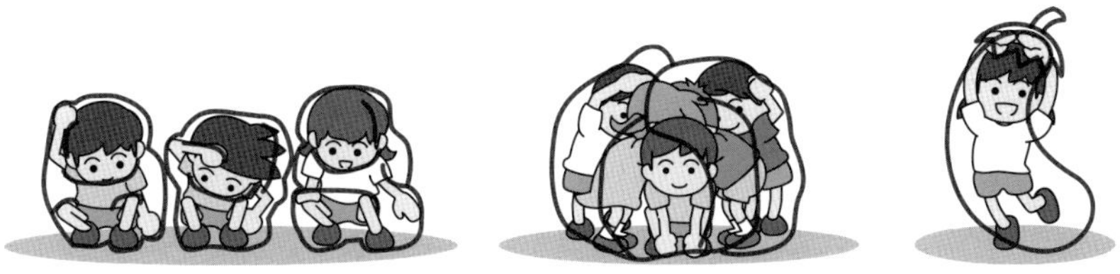

野菜から想像するいろいろなポーズ

葉にする.
・様々なイメージをポーズに表して楽しめるよう，実践しながら言葉をかける．形・色・食感・味・硬さや柔らかさ・その野菜を好む動物などイメージを拡げるような言葉や，からだの可動性に気づけるよう腕・脚のほか，首・腰・肘・足首など身体部位を言葉かけに用いる☆19.
・立っている状態から，「せーの」や「3・2・1・ポーズ」などの声かけに合せて行う．「次は，4 回続けてやってみよう」などと声をかけ，複数回繰り返してポーズを行い，ポーズが連続した動きに発展する楽しさを味わえるようにする☆20.
・左右を反転する際は，両手足・首・膝・手首などの向きや形を一つひとつ確認しながら行い，せっかく考えたポーズが曖昧になってしまわないようにする．直立している状態から，はじめのポーズ→直立→反対のポーズ→直立と連続して行ってみる.
・なるべくポーズを崩さないように移動の動きやジャンプをしてみる☆21.
・曲を繰り返し流し，曲に合わせて自由に踊る．自分なりの表現で踊れるよう，保育者も一緒に動く．ポーズで止まっていてもよい.

発展・応用

・子どもの興味や季節に合せて音楽を選んだり，動物・キャラクター・食べ物・乗り物などのテーマでも行える.
・ポーズを考えることや，ポーズに簡単な動きを加えて変化させることなど，活動の一部分だけ行うこともできる.

演習課題

1. テーマを野菜から動物に変えて指導の内容と方法を考えてみよう.
2. ポーズから動きに発展させる方法を考えてみよう（例えば，反復，移動の動きを加えるなど）.

☆19 言葉かけの例
「ピーマンは中に種があるから指をこうして種をいっぱい作って，苦い感じは肘と首をギューッと曲げて，中が空っぽだから脚をこうしてみようかな」など具体的に.
［アレンジ］左右の腕・脚の形を全部違ったようにするという制限を加えても変化が出て楽しい.

☆20［アレンジ］
素早くポーズをとったり，ポーズの完成形までの軌跡をスローモーションで行うなど，緩急をはっきりとつけると動きの変化を楽しめる．ポーズが完成するまでの間に「ストップ」と声をかけ途中の形で静止するのも楽しい.

☆21［アレンジ］
前後左右，ぐるりと回るなど方向転換の動きを加えたり，ぎゅっと縮んだ状態からポーズ，手足を大きく伸ばした状態からポーズなど伸縮する動きを加えてみる.

コラム　創造性を豊かにする心とからだの触れ合い

【学生の感想文】「単純な動きでも誰かとやることによって面白くなったり，一体感が出たり，一人では表せないものを表すことができた．また，皆で共有することで動くことそのものがとても楽しかった」「自分ひとりではなかなか思いつかないことでも，友だちと自分の考えを組み合わせると新しい動きが生まれたりして，だんだんと踊りが出来上っていきとても楽しかった」「皆で考えて踊ることで，一人ひとりの個性もわかったし，自分が思いつかなかったアイデアもたくさん出たので面白かった．皆で楽しく踊ることで，絆も生まれた気がする」「みんなで『それいいじゃん！』と言って一つのものを創っていくと，前よりももっと親しくなれた気がして嬉しかった」

授業を受ける前は「創作なんて」と不安を抱える学生も多い．しかし，仲間と動くと，からだを使って表現する楽しさや喜びを強く味わえる．仲間の表現の違いや個性を感じ，感化し合ってイメージが広がり，思いもよらない新しい動きが生み出されることを体験する．

あなたも誰かと動きを共有してみてほしい．からだを動かすことで，心がほぐれていき，動きを生み出すことや動きを組み合わせて踊りを創り上げていく過程そのものの楽しさを味わい，互いの関係が驚くほど深まっていることに気づくだろう．

文　献

厚生労働省（2018）保育所保育指針解説．フレーベル館．

文部科学省（2018）幼稚園教育要領解説．フレーベル館．

恩田　彰（1994）創造性教育の展開．恒星社厚生閣．

津守　真（1979）子ども学のはじまり．フレーベル館．

ヴィゴツキーLS著，広瀬信雄訳（2002）子どもの想像力と創造．新読書社．

山下洋輔文，元永定正絵（1990）もけらもけら．福音館書店．

実践編

8 表現を見せ合う・見てもらう

子どもは，表現を見せようとしてやっているわけではない．ほめられたくてやっているわけでもないし，うまくなりたいと思ってやっているのではない．表現すること，演じること，踊ることそのものを楽しんでいる．そうした表現の活動は，子どもと保育者が一緒に創り上げる営みである．子どもはその体験を通して成長していく．

発表会や運動会も同様に，大人の評価とは切り離して，子ども自身が参加できるものにするためには，どのように指導したらよいか．4つの実践例を通して，一緒に考えてみよう．

1．発表会や行事があること

保育所や幼稚園には必ずと言ってよいほど，たくさんの行事がある．入園式，七夕，運動会，クリスマス会，卒園式など，それに日頃の保育の成果を発表する場である音楽会やお遊戯会がある．

「行事は，幼児の自然な生活の流れに変化や潤いを与えるものであり，幼児は行事に参加し，それを楽しみ，いつもの幼稚園とは異なる体験をすることができる．」☆1

☆1：(幼稚園教育要領解説，p114)

子どもは発表会までに練習を少しずつ積み重ね繰り返していくことで，徐々に作品ができあがっていくことを楽しむ．練習を重ねることで，その作品への愛着が増す．さらに衣装や小道具がある場合，その役やモノになりきることのできる特別な機会を味わう．また，保護者に小道具の提供や一部作成に関わってもらうことになると，保護者が子どもの保育所や幼稚園での状況を理解することができ，子どもとの関わりがより密になる．

子どもは発表会という晴れの舞台で仲間たちとやり遂げたという達成感と，保育者や保護者の「よく頑張ったね」「良かったよ」という言葉によって受け止められていることで，表現する喜びを感じ，表現への意欲を高めていく．

2．日頃の保育と発表会をつなぐ

発表会は，日頃の保育で子どもがあるものに出会い，それに感動して感じたことや考えたことを表現している姿が見えてくるものである．そうした日頃の保育で，子どもは豊かな感性や表現する力を養い，想像性や創造性を豊かにすることができる．日頃の子どもへの働きかけや指導のあり方が，発表会での子ども達の楽しそうな態度，様子を左右すると言ってもよいであろう．

子どもの発表は，舞台（みんなの前）に立てたということだけで十分に価値がある．発表会では間違えても大丈夫という安心感を持たせ，自由に思いっきり表現することが楽しいと感じさせることが大切である．子どもが表現する動きを仲間と見せ合うことでお互いの動きを認め合い，仲間と一緒に楽しく表現したいと思える保育から発表会につなげたい．

3．発表会に向けた取り組み

動きを覚えるのではなく，子どもの自由な発想を活かした作品創りを目指す．どのように表現したいのかは，子ども自身が決めることであるが，保育者の言葉かけは重要である．「こうやって動いてごらんなさい」「こんな動きもあるよ」などと動きを提供するのではなく，子どもから動きを引き出すための言葉かけを考える必要がある．子どもがどのような動きをしていたか，どのような強さや速度，大きさ，どのような方向に動いていたかを見ておかなければならない．また，子どもが生み出した動きを保育者が模倣してみることや，「みんなで○○ちゃんの動きをまねしてみよう」と仲間の表現に目を向けさせ，自分と同じ思いや違う思いを持っている子どもに出会うことによって，いろいろな感性があることに気づかせる☆2．

☆2：（幼稚園教育要領解説，p244）

発表会の作品に絵本等を題材にした場合，ストーリー展開に固執せず子どもの意見を聞き，子どもが面白がれる展開にしていくのもよい．例えば，ストーリーがまったく違ってしまうのでもよいだろう．子どもが何を面白がり，何に興味を持ち集中して取り組めるかを見極めることが大切である．

「幼児は，行事に至るまでに様々な体験をするが，その体験が幼児の活動意欲を高めたり，幼児同士の交流を広げたり，深めたりする」ので「結果やできばえに過重な期待をしたりすることは，幼児の負担になるばかりでなく，ときには幼稚園生活の楽しさが失われることにも配慮」☆3し，あくまでも子どもが主役の発表会であることを忘れないでおきたい．

☆3：（幼稚園教育要領解説，p114）

4．保護者にいかに伝えるか

見せるための発表会であるが，子どもの表現する心を壊さないように，見た目に偏らないよう留意する．大人が評価する基準に当てはめるのではなく，子どもが興味を持ち，自ら主体的，積極的に取り組めるようにする．動きたい・表現したいという気持ちを認め，その意欲とプロセスを評価する．保護者には「意図がよくわからない場合があるので，（表現の発表に至る）過程の写真や子どもたちの言葉のやりとり」☆4などを伝え，子どもの心とからだの成長を見てもらうとよい．

☆4：（保育用語辞典 第8版，p99）

実践例 1　春が来た〜先生と一緒に花や虫になる〜

庭に咲いている花々，草木，虫たちなどを観察した体験を活かして，花や虫たちになりきって表現する．保育者は子どもの体験をふまえた表現になるよう，時には子どもと一緒に自然の中に出かけ，からだで春を感じてみよう．

ねらいと内容

生活の中で感じる春の虫たちの形，色，動きや，草花の芽吹きから音，手触り，香りなど子どもが気づいたり感じたりして楽しんで表現する．

対象年齢：1〜3 歳
人　数　：10 人程度（保育者 1 人の場合は，5 人くらいまで）
準備するもの・環境構成：

- 散歩から帰って，子どもが見てきたものを自由に保育者に話す時間を設定する．
- その時に絵本や図鑑をいつでも見られるように用意しておく．

発表までの流れ

1. 散歩に行った時の草や花，虫たちなどを思い出して話をする．さらに絵本や図鑑を一緒に見る．
2. 子どもの話で出てきた虫を取り上げて，保育者と一緒に声をかけながら動くまねをする．
3. 次に草花の様子を思い出して動いてみる．
4. 子どもが一番なりたいものを選んで動きながら表現する．
5. 一番なりたいもの，二番目になりたいもの，三番目になりたいものというようにそれらをつないで動いて表現する．
6. 今まで出てきたなりたいものの表現を保育者と一緒につなぎ，発表する．

指導上の留意点

- 子どもがそのとき見たことや感じたことを思い出し，想像を膨らませられるような言葉かけ☆5 をする．
- 表現遊びをしながら，実際の原っぱや公園に出かけて行き，花や虫たちの様子を見に行ってもよい．

☆5 言葉かけの例
- 公園に行った時「虫さんいたね．どんな虫だった？」
- 遠足で山登りした時「お花がいっぱい咲いていたね．花びらや葉っぱはどんな形だった？」

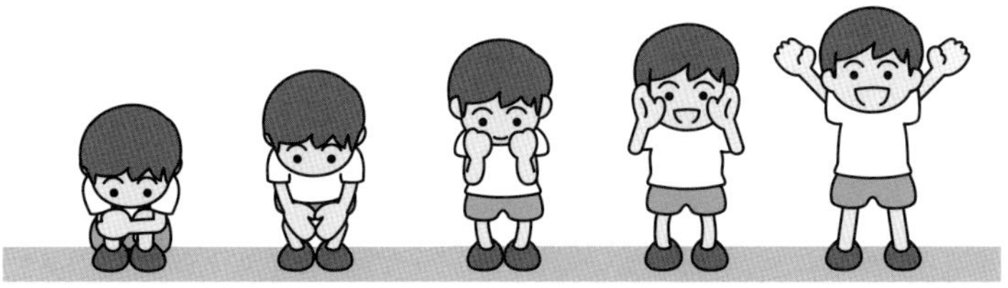

草花が成長していく様子を表現してみよう

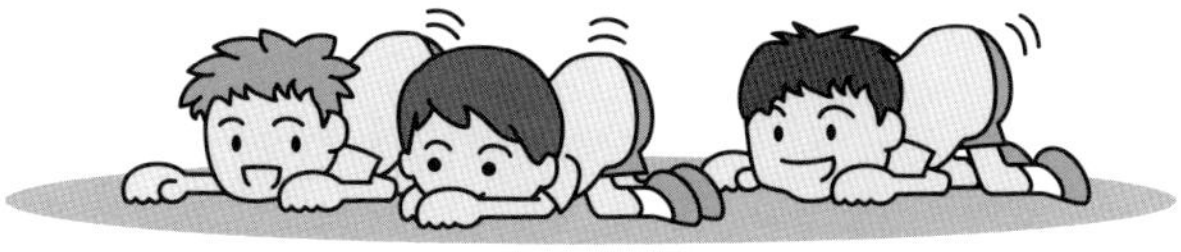

虫が地面をもぞもぞと這っている様子を表現してみよう

・花や虫たちの固定的な表現を提示することなく，子どもの自由な発想を引き出すように保育者も一緒に動いてみる．
・表現したいものを一つに限定することなく，多様な表現☆6 に向かうような言葉かけをする．
・一緒に動いている子どもの様子を保育者が共感を持って同じように関わることで表現する意欲を高めていく．また，それぞれの子どもの表現の多様性を導く．
・出だしのポーズを決めて，子どもと一緒に動いてみながら，最後をどのような終わり方にするかを考える．最後はポーズにするか，動きながら終わるかは，子どもの様子を見て決めるとよい．
・子どもの声：「だんご虫になってじっとしていたよ」「ちょうちょさんになっていろいろなところに飛んで行ったよ」「手で花びらを作ったよ」☆7.

☆6 多様な表現の例
・小さくうずくまっているところから伸び上がる動き（草花が成長していく様子）.
・虫が地面を這っている動き.

☆7：感じたことや思ったことをうまく伝えられない子どもに対しては，保育者が「だんご虫がじっとしているね」などと感覚とイメージを結ぶ言葉を添えたり，「こっちのだんご虫はもぞもぞしているね」などといった言葉を補って返していく（保育所保育指針解説，p165）.

発展・応用

・この他に夏，秋，冬の季節に合わせた自然の様子を題材にして表現することもできる.
・発表会の舞台づくりを工夫し，簡単な衣装も用意する.

演習課題

1. 虫や草花の固定的な表現ではなく，子どもらしい発想を大切にするにはどうしたらよいか考えてみよう.
2. 子どものなりたい動きの表現をどのようにつないで，見せるための流れにしていくか考えてみよう.

実践例 2　3びきのやぎとトロル

☆8：ブラウンM絵，瀬田貞二訳（1965）三びきのやぎのがらがらどん．福音館書店．

☆9：（理論編2，p20；理論編3，p34参照）

好きな絵本『三びきのやぎのがらがらどん』☆8 を用いて劇遊びを楽しむ☆9．

ねらいと内容

子どもが絵本の世界に入り込み，いろいろな役を演じる．またストーリーの中の繰り返しの面白さを動きの表現を通して味わう．

対象年齢：3〜5 歳
人　数　：20 人程度
準備するもの・環境構成：

- トロルに変身する布（風呂敷など）
- やぎの角を作る新聞紙，マスク，セロテープ
- 橋に見立てるための大きな積み木や縄など

遊び方

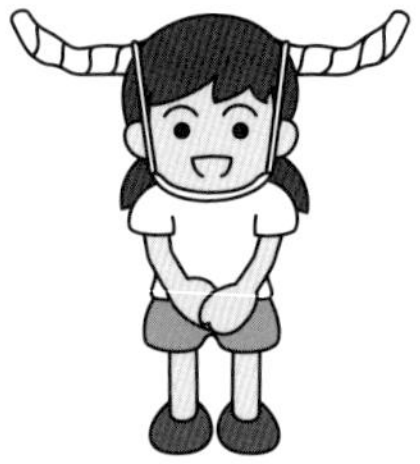

新聞紙，マスクを使用して作ったやぎの角

1. 絵本を何度も読み聞かせをして，子どもは絵本の内容に親しむ．
2. トロルとはどのような生き物なのか，感じたことや思っていることを発表し合う．
3. トロルになりきるために新聞紙でやぎの角を作成する．
4. 小さなやぎの「かた　こと　かた　こと」を声に出しながらみんなで動いて表現する．同様に，一番大きなやぎの「がたん，ごとん，がたん，ごとん」をみんなで声に出しながら表現する．そして，最後に中ぐらいのやぎの「がた　ごと　がた　ごと」を声に出しながらみんなで表現する．
5. 布や積み木，縄を用いた舞台設定を整える．
6. いろいろなトロルの中で怖そうに見えるトロルを，みんなで布を使って表現してみる．
7. 子どもが一番なりたい役を選び，ストーリーに沿ってそれぞれの役を演じて楽しむ．

指導上の留意点

- やぎの角に変身する新聞紙は前もって丸めて準備しておく．
- 中ぐらいのやぎの歩き方を表現することが難しいようであれば，最

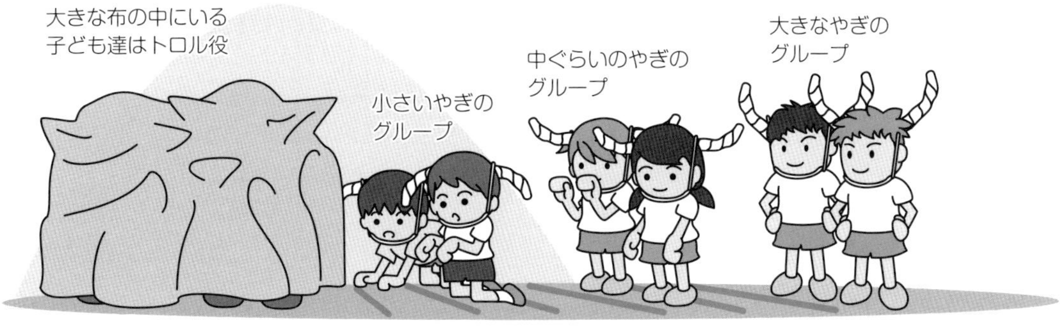

トロルとやぎのかけ合いの様子

初に小さなやぎの歩き方，大きなやぎの歩き方，最後に中ぐらいのやぎの歩き方を表現する．そして，大きい，中ぐらい，小さいやぎの歩き方がどのように違うのかみんなで見せ合いながら考える．

・布を用いたトロルの表現方法を子どもと一緒に考える．みんなで一緒に固まって座ったり，一人ひとりの布を一枚の大きな布のように使ったりして表現することをやってみる．

・やぎとトロルのかけ合いの面白さを十分に体験できるような音や音楽，舞台設定を工夫する．

・子どものつぶやきを予想して，物の提供ができるように準備しておく．

発展・応用

・3びきのやぎの歩き方を「かた こと かた こと」「がた ごと がた ごと」「がたん，ごとん，がたん，ごとん」など，声の出し方によって，動きの表現に幅が広がるよう工夫する．

・いろいろな役にチャレンジして，子ども自身がそれぞれの役の表現を味わう．

演習課題

1. 様々な役を表現するために必要な変身できる小道具や大道具を考えてみよう．
2. 子どもが表現の世界に入り込みやすい効果的な音や音楽，言葉かけを考えてみよう．

実践例3 ぼくたち私たちのオリンピック・パラリンピック ～運動会用～

いろいろな運動と表現をつないで作品にしよう.

ねらいと内容

いろいろな運動の特徴をつかみ, 子ども自身がスポーツ選手に変身し, 精一杯に動いて表現を楽しむ.

対象年齢：4～6歳
人　数　：全員で
準備するもの・環境構成：
- 事前に子ども達に, 「どんなスポーツが好き？」「オリンピック・パラリンピック知ってる？」「どんなところが面白いのかな？」などの問いかけをして, 子どもからスポーツの楽しさを引き出しておく
- 気持ちがワクワクするような, 乗りのよい音楽☆10を用意する. 笛, 太鼓, タンバリンなどもあるとよい

☆10 乗りのよい音楽の例
- 運動会で使われるクラシック音楽（ギャロップ, 天国と地獄など）.
- フォークダンスの曲（マイムマイムなど）.
- アニメのテーマ曲.

運動会までの流れ

1. 子どもが知っているスポーツの場面を思い出し, みんなでそのスポーツのまねっこをする. スポーツには, サッカー, 野球, 水泳, 体操, フィギュアスケート, 陸上競技などを例にあげる.
2. 子どもの動きの表現にスポーツの特徴をつかんだ面白い動きの表現があれば, その子どものまねをみんなでしてみる. 次々に子どもの動きの表現に注目し, 違った動きの表現を経験する.
3. 経験したいろいろなスポーツの動きで一番やりたいものを子どもに選んでもらい, スポーツでグループに分ける.
4. 運動会では最初に子ども達みんなで行進して出てきて, グループの場所に行き, それぞれのスポーツを楽しんでいる様子を表現する. ひとしきり動いたら, 違うスポーツの場所に行き, それぞれの子ども達が自分の好きなスポーツ選手になって表現する.

指導上の留意点

- テレビなどで見たスポーツ選手のことを思い出させるように, いろいろなスポーツを例にあげ, 保育者は子どもの目の前でスポーツをデフォルメするように動いてみることも必要である. 子どもの心を

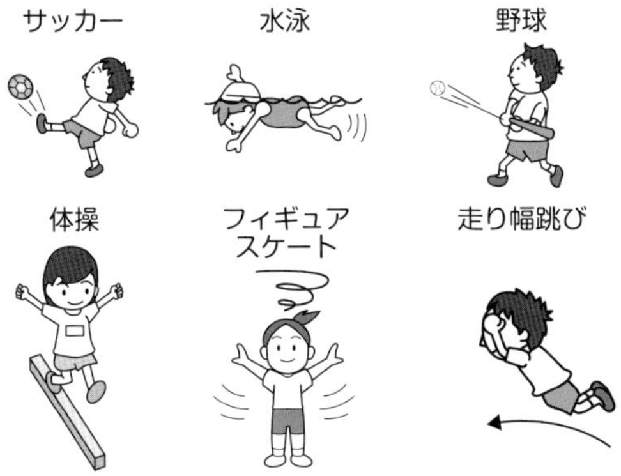

いろいろなスポーツの動きの例

動かすような言葉かけをする.

・子どもがスポーツ選手を思い出し，動き始めたら，言葉かけをしながら，いろいろなスポーツの動きの表現を楽しませる.
・子どもの動きの表現の中からまねをさせたい動きを選び，その動きをみんなでまねすることで，多様な動きを経験させる.
・好きなスポーツのグループに分かれたら，そのスポーツの動きの表現を子ども達同士で楽しめるような言葉かけをする.
・運動会では，子どもが一つのグループから笛の合図で他のグループの表現に移動できるように構成を考える.
・グループの表現を核として，行進の出だしとラストのポーズを考えて作品にする.

発展・応用

・全体を「オリンピック・パラリンピック」の開会式や閉会式に見立て，最初か最後に簡単な総踊りの場面も取り入れることができる.簡単な総踊りは，全員でリズムに乗って踊るリズムダンスを保育者が考えよう.
・笛，太鼓，タンバリンを効果的に用いて，作品の構成に活かすことができる.

演習課題

1. いろいろなスポーツの動きを表現するために，その特徴をどのように表したらよいか，実際にやってみよう.
2. スポーツの種類によって，言葉かけを変える必要があるかどうか，考えてみよう.

実践例4

おもちゃのチャチャチャ～発表会用～

既成の子ども用の音楽に合わせてみんなで一緒に踊ることを楽しむ[☆11].

☆11：(理論編3，p32参照)

ねらいと内容

音楽のリズムに合わせた動きを仲間と一緒に楽しんで踊る．また，作品を踊りきる達成感を味わう．

対象年齢：4～6歳
人　数　：全員で
準備するもの・環境構成：
・CD「おもちゃのチャチャチャ」
・音楽再生プレイヤー

発表会までの流れ

1. 「チャチャチャ」の部分を拍手や足踏み，床をたたく動作[☆12]などの様々なボディパーカッションを楽しむ.
2. 「チャチャチャ」以外の部分の動きを子どもと一緒に動きながら考える.
3. 子どもの好きな動きをつないで何度か繰り返すことによって，動きやすい流れを見つける（簡単な手の動作や足のステップを取り入れる）.
4. 子どもと一緒に創った動きの流れを子ども同士で見せ合いをする.
5. みんなでいろいろな隊形になり，変化をつけて踊ってみる.
6. 「チャチャチャ」のやり方は自由にし，他の部分の踊りはみんなで決めた動きの流れを用い，隊形の工夫をして，作品に仕上げる.

☆12 動きの具体例
・足を一歩横に出して，もう一方の足を出した足に揃える.
・「チャチャチャ」で手をたたく.
・両足を揃えて腰を左右に振る.
・右手・右足を出し，左手・左足を出し，右手・右足を戻し，左手・左足を戻す（4拍子）.

指導上の留意点

・「チャチャチャ」のところに，拍手の仕方やいろいろなボディパーカッションを工夫する.
・マラカスやカスタネットを用いて踊ることもできる.
・リズムに乗れない子どもには個別に言葉かけをして，全員でリズムに乗る楽しさを感じさせる.

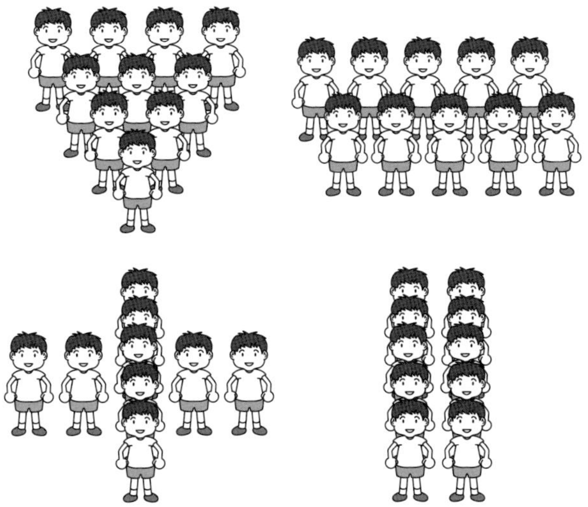

隊形の例

・一緒に踊ることによって，そろって踊った喜び，それができた喜びを感じさせるように言葉かけをする.
・前奏の動きや間奏では，隊形変化もできるので事前に考えておく.
・ラストは，どのようにしたら踊り切った気持ちになれるのか，まとめ方を考える．子どもの好きなおもちゃのポーズで終わることもできる.

発展・応用

・すべてを決めてしまわないで，子どもが好きなように踊るパートもつくっておく．「チャチャチャチャ」のところは自分で好きなような動きにしてもよいし，好きな拍手の仕方，ボディパーカッションをしてもよい.
・発表会で見ている保護者も参加できるような構成を考えることもできる．例えば，「チャチャチャチャ」に手拍子で参加するなど.

演習課題

1. 拍手以外に，他に音の出るもの（カスタネット，マラカスなど）を取り入れて動きを考えてみよう.
2. いろいろなおもちゃの特徴を動きで表現してみよう（兵隊さんの動き，人形の動きなど）.

☆13：(理論編1，p3参照)

コラム 子どもが楽しく踊りたくなる作品例

● 2歳児向け「バスごっこ」(作詞：香山美子，作曲：湯山　昭)

はじめは歌のリズムに合わせて上下に揺れ動いて喜ぶ．慣れてきたら歌詞に合わせてキップを渡す「まね」をしたり，横や後ろを向いてからだを捻ったりするなど，リズミカルに動く快感を味わうようになる．歌や動きの中で「ふり」や「つもり」などの「ごっこ遊び」「表現遊び」も楽しむように拡がっていく．保育者も一緒に動きたいものです．

● 3歳児向け「パンダうさぎコアラ」(作詞：高田ひろお，作曲：乾裕樹)

歌詞を歌いながら動物に変身する楽しさを味わい，からだで表現する面白さを感じることができる．「おいでおいで」のところに，その場の動きやステップなどを取り入れるとよい．動物になるところは，子どもの好きなポーズを工夫させよう．

● 4歳児向け「さんぽ」(「となりのトトロ」より)(作詞：中川李枝子，作曲：久石譲)

日常生活での散歩の経験と，「となりのトトロ」☆13の音楽と歌詞からアニメのイメージが融合して，子どもの心の中にはトトロが動き出している．音楽に合わせてトトロと一緒に散歩する様子をリズミカルに表現することによって，子どもの独自な世界が生み出される．

● 5歳児向け「しゅりけんにんじゃ」(作詞：谷口國博，作曲：中川ひろたか)

大好きな忍者になってかっこよく踊る元気なダンス．軽快なリズムにからだを弾ませて，全身を使ってのびのびと踊ることができる．子どもが忍者になりきって様々な動きを考えるのもよい．忍者走りやしゅりけん投げの動きも工夫してみよう．リズムがテンポアップするところでは，力強くリズムに乗り，大きくはっきり動けるとより楽しくなる．

文　献

厚生労働省 (2018) 保育所保育指針解説．フレーベル館．
文部科学省 (2018) 幼稚園教育要領解説．フレーベル館．
森上史朗，柏女霊峰編 (2015) 保育用語辞典 第8版．ミネルヴァ書房．

索　引

遊び・ダンス

絵 本

歌

人 名

編著者紹介

池田 裕恵（いけだ ひろえ）

1968年　お茶の水女子大学文教育学部教育学科体育学専攻卒業
1971年　お茶の水女子大学大学院人文科学研究科教育心理学専修終了
お茶の水女子大学助手，蒲田保育専門学校講師，湘北短期大学助教授，東洋英和女学院大学教授を経て，現在は，東洋英和女学院大学名誉教授，社会福祉法人湘南福祉会 にこにこ保育園 保育顧問ほか.

［主な著書］
・人間の発達過程：ライフサイクルの心理(明治図書出版，1983，分担執筆)
・子どもの遊び百科(ソフィア，1993，編著)
・子どものこころ，子どものからだ(八千代出版，2003，共編著)
・5歳児，みんなで富士山に登る(八千代出版，2004，共著)
・子どもの元気を取り戻す保育内容「健康」改訂第2版(杏林書院，2018，編著)
・幼少年のための運動遊び・体育指導（杏林書院，2018，一般社団法人幼少年体育指導士会編，分担執筆)

猪崎 弥生（いざき やよい）

1976年　お茶の水女子大学文教育学部教育学科表現体育学専攻卒業
1981年　お茶の水女子大学大学院人文科学研究科舞踊教育学専攻終了
1995〜1996年　Laban Centre for Movement and Dance（London）留学
2006年　神戸大学大学院人間総合科学研究科博士後期課程修了　博士（学術）
中京女子大学（現至学館大学）教授を経て，お茶の水女子大学文教育学部
芸術・表現行動学科舞踊教育学コース教授，舞踊学・舞踊芸術学が専門.
2015年　お茶の水女子大学副学長，2017年　理事・副学長
2019年　お茶の水女子大学名誉教授
2019年〜2022年　放送大学東京足立学習センター所長

［主な著書］
・開かれた身体を求めて：舞踊学へのプレリュード（一二三書房，2012）
・乳幼児のダンスABC（一二三書房，2012，共編著)
・ダンスとジェンダー：多様性ある身体性（一二三書房，2015，共編著)

2016年3月20日　第1版第1刷発行
2019年4月10日　第2版第1刷発行
2023年3月10日　　　　第2刷発行

保育内容「表現」からだで感じる・表す・伝える 改訂第2版
定価(本体2,000円+税)　検印省略

編著者　池田 裕恵・猪崎 弥生
発行者　太田 康平
発行所　株式会社　杏林書院
〒113-0034　東京都文京区湯島4-2-1
Tel　03-3811-4887(代)
Fax　03-3811-9148
http://www.kyorin-shoin.co.jp

ISBN 978-4-7644-1199-9　C3047　三報社印刷／川島製本所
Printed in Japan
日本音楽著作権協会(出)許諾第1900974-302号
乱丁・落丁の場合はお取り替えいたします.